Der Autor:

Friedhelm Henke, Gesundheits- und Krankenpfleger, Lehrer für Pflegeberufe, Dozent und Fachautor in der Aus-, Fort- und Weiterbildung. Verfahrenspfleger nach dem Werdenfelser Weg und Multiplikator der Bundesregierung zur Entbürokratisierung der Pflegedokumentation.

E-Mail: friedhelm.henke@gmx.de
Internet: www.menschenpflege.de

Weitere Veröffentlichungen von Friedhelm Henke im Verlag W. Kohlhammer:

Friedhelm Henke (2016): Arbeitsbuch für die zusätzliche Betreuungskraft. Qualifizierung der Demenz-, Alltags- und Seniorenbegleitung gemäß §§ 87b und 45b SGB XI. 3. aktualisierte Auflage. ISBN 978-3-17-031980-6

Friedhelm Henke (2015): Ausbildungsplan und Nachweisheft für die praktische Altenpflegeausbildung. Kompetenz- und Lernfeldorientierung gemäß AltPflAPrV, 4., überarbeitete und erweiterte Auflage. ISBN 978-3-17-026844-9

Friedhelm Henke (2012): Gute MDK-Prüfungsnoten für die ambulante und stationäre Pflege. Transparenzkriterien kennen und erfüllen. ISBN 978-3-17-022175-8

Friedhelm Henke (2012): Nachweisheft der praktischen Ausbildung für die Gesundheits- und Krankenpflege. Kompetenz- und Themenbereichsorientierung gemäß KrPflAPrV, 3., überarbeitete und erweiterte Auflage.
ISBN 978-3-17-022139-0

Friedhelm Henke; Christian Horstmann (2016): Pflegeplanung exakt formuliert und korrigiert. Praktische Arbeitshilfen für Lehrende und Lernende, 4., überarbeitete und erweiterte Auflage, ISBN 978-3-17-029072-3

Friedhelm Henke (2011): Lernfelder der Altenpflege. Fallorientiertes Wissen in Frage und Antwort, 2., überarb. und erw. Auflage, ISBN 978-3-17-021740-9

Friedhelm Henke; Christian Horstmann (2008): Pflegekniffe von A–Z. Pflegefehler erfolgreich vermeiden,
ISBN 978-3-17-020048-7

Friedhelm Henke (2006): Pflegeplanung nach dem Pflegeprozess. individuell – prägnant – praktikabel, 3., überarb. und erw. Auflage, ISBN 978-3-17-019315-4

Friedhelm Henke (2006): Fixierungen in der Pflege. Rechtliche Aspekte und praktischer Umgang mit Fixiergurten,
ISBN 978-3-17-018771-9

Friedhelm Henke (2005): Erste Hilfe. Lebensrettende Sofortmaßnahmen. ISBN 978-3-17-017884-7

Friedhelm Henke

Formulierungshilfen zur Pflegeplanung

Dokumentation der Pflege und Betreuung nach ATL,
ABEDL und entbürokratisierten SIS-Themenfeldern
mit Hinweisen aus Expertenstandards,
NBA und MDK-Richtlinien

9., aktualisierte und erweiterte Auflage

Verlag W. Kohlhammer

Für meine Schwester Annegret und für meine Eltern

9., aktualisierte und erweiterte Auflage 2017

Alle Rechte vorbehalten
© W. Kohlhammer GmbH, Stuttgart
Gesamtherstellung: W. Kohlhammer GmbH, Stuttgart

Print:
ISBN 978-3-17-032833-4

E-Book-Formate:
epub: ISBN 978-3-17-032835-8
mobi: ISBN 978-3-17-032836-5

Für den Inhalt abgedruckter oder verlinkter Websites ist ausschließlich der jeweilige Betreiber verantwortlich. Die W. Kohlhammer GmbH hat keinen Einfluss auf die verknüpften Seiten und übernimmt hierfür keinerlei Haftung.

Vorwort

Zur Erstellung einer individuellen Pflegeplanung benötigt die Pflegefachkraft umfassende fachliche Kenntnisse und muss in der Lage sein, diese auch in die Praxis umzusetzen. Dazu sind hier die wesentlichen Inhalte der Pflegeprozessplanung kompakt zusammengefasst.

Professionelle Pflege zeichnet sich dadurch aus, dass sie Theorie und Praxis reflektiert und sich so auf ihrem Weg zur Ganzheitlich etabliert. Die hier vorliegenden Formulierungs- und Arbeitshilfen eigenen sich zum Erlernen der Pflegeplanung. Ihre ganze Wirkung zeigen sie letztlich in der realen Praxis. Somit tragen sämtliche Inhalte in der Überschrift die Hinweis »Bitte jeweils individualisieren« bzw. auch »Bitte inklusive Wer/Wie/Was/Wann und ggf. Wo?/Wie oft?«.

Auch die Entbürokratisierte Pflegedokumentation ersetzt das strukturierte Lernen und schriftliche Formulieren von Ressourcen, Problemen, Zielen und Maßnahmen nicht gänzlich, sondern unterstreicht den Ermessensspielraum Pflegefachlichkeit, die zum Beispiel nach ihrem pflegefachlichen Vorbehalt die Anwendung oder das Pausieren pflegerischer Assessments entsprechend begründet und befristen kann.

Komplett vorgefertigte oder gar standardisierte Pflegeplanungen für die im Einzelfall jeweils zu pflegende Person widersprechen dem Sinn des Pflegeprozesses. Schließlich stellt dieser richtigerweise nicht die Dokumentationssystematik, sondern den einzelnen Menschen in den Mittelpunkt.

Ich wünsche allen viel Erfolg, die Vorteile der leider oft recht theoretisch erscheinenden Pflegeplanung stärker in die Praxis einzubringen und damit die Profession und Eigenständigkeit des Pflegeberufes zu fördern.

Besonderen Dank richte ich an Christian Horstmann (Schulleiter der Lippstädter Akademie für Pflege und Gesundheit in der ESTA-Bildungswerk gGmbH) sowie an den Kohlhammer Verlag, vor allem an meine Lektorinnen Hanna Laux und Verena Geywitz, für die freundliche und kompetente Unterstützung.

Friedhelm Henke
Anröchte-Berge, im Januar 2017

Inhalt

Abkürzungen

Zur Erleichterung der Formulierungen bieten sich folgende Abkürzungen an. Sie sind einheitlich zu verwenden, um allen Beteiligten Transparenz zu ermöglichen.

A. A. = Arztanordnung
A(B)EDL = Aktivitäten (Beziehungen) und existentielle Erfahrungen des Lebens
ATL = Aktivitäten des täglichen Lebens
BGH = Bundesgerichtshof
bpm = beat per minute (Herzschläge pro Minute)
exam. PP = examinierte Pflegeperson (Pflegefachkraft)
KVP = kontinuierlicher Verbesserungsprozess (Grundprinzip des QM)
LA = Lebensaktivitäten
max. = maximal
min = Minute(n)
m. A. = mündliche Anordnung
MDK = Medizinischer Dienst der Krankenkassen
m. U. = mit Unterstützung
NBA = Neues Begutachtungsassessment
o. = oder
OLG = Oberlandesgericht
P = Puls
PKMS = Pflegekomplexmaßnahmen-Score
PP = Pflegeperson (Pflegekraft)
RR = Blutdruck (nach Riva-Rocci)
QM = Qualitätsmanagement
s. = siehe
selb. = selbstständig
SIS = Strukturierte Informationssammlung
t. A. = telefonische Anordnung
Temp = Körpertemperatur
TÜ = Teilübernahme, bezogen auf die Leistung der Pflege(fach)kraft
u./o. = und/oder
VÜ = Vollübernahme, bezogen auf die Leistung der Pflege(fach)kraft
v. = vom
v. u. g. = vorgelesen und genehmigt
z. B. = zum Beispiel
ZPD = Zentrale Pflegedokumentation

1   Grundlagen

Zentrale Pflegedokumentation (ZPD)

Wie die bereits in allen Vorauflagen dieses Fachbuches vom Autor konzipierte ZPD, so bestätigt auch die vereinfachte Pflegedokumentation das obige Zitat! Demnach ist es ganz gleich, ob die Pflegedokumentation nach ATL, A(B)EDL oder SIS-Themenfeldern gegliedert ist. All diese Gliederungspunkte dienen, wie in den vorherigen Auflagen bereits betont wurde, schließlich als »Hilfsleiter«, damit an möglichst alle relevante Inhalte gedacht wird. Auch deren Nummerierung geschieht unwillkürlich bzw. wird am besten im Pflegegespräch vom zu Pflegenden festgelegt. Im Sinne der ganzheitlichen Orientierung hat die Sicht der zu pflegenden Person absolute Priorität. Entsprechend des oben aufgeführten Zitats von Bertolt Brecht steht eben nicht der Plan, sondern der Mensch im Mittelpunkt. Um ein zu starres Kategoriendenken zu vermeiden, muss die Pflegeperson verstehen, dass alle Phasen des Pflegeprozesses (egal ob sechsschrittig wie bisher, oder vierschrittig nach der vereinfachten Pflegedokumentation) miteinander verflochten sind. Der zu Pflegende ist als ganzheitliches Wesen aus Geist, Seele und Körper zu betrachten, welches in der Interaktion (Wechselbeziehung) mit der Umwelt steht (soziales Wesen). Diese vier Bereiche der Zentralen Pflegedokumentation (ZPD) beeinflussen sich gegenseitig, sodass eine Reduktion des Menschen auf einen dieser Teile undenkbar ist (vgl. Henke/Horstmann 2010, S. 14).

Die »Zerlegung« des Menschen in Aktivitäten des täglichen Lebens, seien es ATL, AEDL oder ABEDL, kann die Übersicht der Dokumentation und letztlich die Qualität der Pflege erschweren. Abhilfe versucht dazu die Übersicht aus dem Lehrbuch »Pflegeplanung

exakt formuliert und korrigiert« (Henke/Horstmann 2012, S. 30) zu schaffen, die die Lebensaktivitäten jeweils den Bereichen zuordnet, um eine überschaubare Ordnung für weniger Kategorisierungen und Bürokratie und damit mehr Pflegebewusstsein und für mehr Pflegezeit zu schaffen.

Die Vordrucke zur zentralen Pflegedokumentation in diesem Buch orientieren sich am professionell betrachteten Pflegeprozess. Der Zeitaufwand und die Inhalte der Pflegedokumentation müssen sich im relevanten Pflegetagesablauf am tatsächlichen Pflegebedarf orientieren. Die Qualitätssicherung in der Pflege darf kein Selbstzweck sein und nicht mehr Zeit als die eigentliche Pflegedurchführung beanspruchen. Die ZPD ist als einheitliches Konzept zu verstehen, das von allen Beteiligten (Pflegeeinrichtungen, Versicherungsträgern, Aufsichtsbehörden) anerkannt wird. Einrichtungsinterne Überlegungen können darin freigestaltend eingebunden werden. Sie kann einrichtungsinterne Qualitätsverbesserungen nicht überstülpen, sondern lediglich dazu anregen. So ergeben sich für die Nachhaltigkeit der Entbürokratisierung automatisch weitere **kontinuierliche Verbesserungsprozesse (KVP)** bezüglich Pflegesystem, Arbeitszeitgestaltung, Übergaben sowie der Delegation der speziellen Pflege/Behandlungspflege etc.

Die Tabelle 1 bietet eine pflegeleitbildgerechte, übersichtliche sowie ganzheitliche Betrachtungsweise der körperlichen, geistig-seelischen und sozialen Aspekte des im Mittelpunkt stehenden pflegebedürftigen Menschen.

Tab. 1: Körperliche, geistig-seelische und soziale Aspekte des im Mittelpunkt stehenden pflegebedürftigen Menschen

Bereiche der ZPD[1]	Inhalte aus Klassifikationen der Lebensbereiche nach Juchli (1991) und Krohwinkel (1993) sowie nach verschiedenen Konzepten
Körper	Sich waschen und kleiden (Fähigkeiten, Vorlieben, Hilfestellungen, Hilfsmittel, Gewohnheiten, Waschen, Baden, Duschen, Hautpflege, Mundpflege, Haar- und Bartpflege, Nagelpflege), sich bewegen (Mobilisation, Grobmotorik: Liegen, Sitzen, Stehen, Gehen und Feinmotorik: Finger und Hand), ausscheiden (Gewohnheiten und Hilfsmittel bzgl. der Harn- und Stuhlausscheidung), Atmen, Regulieren der Körpertemperatur, Vitalzeichen (Gewicht, Körpergröße, Puls, Blutdruck, Atmung, Temperatur, Blutzucker), Essen und Trinken (Vorlieben, Rituale, Störungen bzgl. Essen und Trinken), Aktivierung, Kinästhetik, Bobath-Konzept
Geist	Kommunizieren (verbal und nonverbal, Sprachstörungen, Gestik, Mimik, Körpersprache), Artikulation, Merkfähigkeit, Kurzzeit-, Langzeitgedächtnis, Sprachstörungen: motorische und/oder sensorische Aphasie, formale Denkstörung: Denkhemmung, -verlangsamung, umständliches Denken, Grübeln, häufige Themenwechsel, zerfahrenes Denken; Beziehungs-, Verfolgungs-, Vergiftungs-, Größen-, Bestehlungs-, Verarmungs-, Schuld- und Hypochonderwahn, Antriebssteigerung, -armut, sich beschäftigen (Tagesstruktur, Interessen, Vorlieben, Hobbys, Angebote, Verhältnis zur Natur, zu Tieren und Pflanzen), Raum und Zeit gestalten, Dementia Care Mapping, Gedächtnistraining, Basale Stimulation, Ruhen und Schlafen (Schlafrituale, Schlafstörungen, Schlaf-Wach-Rhythmus), qualitatives Bewusstsein, quantitatives Bewusstsein mit zeitlicher, örtlicher, persönlicher und situativer Orientierung
Seele	Sinn finden (Stabilität, Labilität, Gemüt, positive und negative Stimmungen, Antriebsarmut, -steigerung, gestörtes Ich-Erleben: Gedankenausbreitung, -entzug, -eingebung), mit existenziellen Bereichen des Lebens umgehen (Motivation, Religion, Krisen, Akzeptanz von Lebensabschnitten), Snoezelen, Validation, Palliative Care
Soziales Umfeld	Für Sicherheit sorgen (infektiöser und psychischer Hospitalismus, Arztanordnungen, Medikamente, Suchtgefährdung) und soziale Bereiche des Lebens sichern (biografische Daten mit körperlichen Erkrankungen und Unfällen, geistige Daten, wie fördernde Erfahrungen, soziale Daten wie Familie, Freunde, Bekannte, Nachbarn, Ex-Kollegen, Telefon, Besuch, Verkehrsmittel, Medien, Kirchengemeinde), sich als Mann oder Frau fühlen und verhalten (Bezugspflege)

Pflegeplanung nach den sechs Schritten des Pflegeprozesses

Die Pflegeplanung ist gesetzlich vorgeschrieben und bildet die Grundlage einer geplanten, zielorientierten und nachvollziehbaren Pflege unter Berücksichtigung der Individualität des Menschen. Ihr Ziel ist die Sicherung der systematischen Durchführung des Pflegeprozesses und der damit verbundenen Pflegequalitätssicherung. Durch alle Pflegebereiche hindurch lassen sich große Unsicherheiten hinsichtlich der vollständigen und korrekten Formulierung von Ressourcen, Problemen, Ziele und Maßnahmen erkennen.

Die Abbildung 1 zeigt den sechsschrittigen Pflegeprozess, wie er in der Kurzzeitpflege und in der theoretischen Pflegeausbildung sowie als Denkprozess auch bei allen Pflegedokumentationen in der Praxis weiterhin stattfindet, jedoch gemäß der vereinfachten/entbürokratisierten Pflegedokumentation in der Langzeitpflege nicht mehr so ausdifferenziert verschriftlicht wird.

Das Erstellen einer individuellen Pflegeanamnese beginnt im Erstgespräch (erster Schritt) personenzentriert, also mit der pflegebedürftigen Person (**Informationssammlung**). Sie erfolgt im Pflegeprozess fortwährend und ist folglich nie ganz beendet. Mit diesem ersten Schritt sind insbesondere der Aufbau und Erhalt der Beziehung, die Schaffung einer Vertrauensbasis sowie die Sammlung von Informationen über den Pflegebedürftigen beabsichtigt. Dabei wird der physische, psychische und soziale Hintergrund des Klienten berücksichtigt. Hilfreich im Rahmen des ersten Pflegeprozessschrittes sind auch Pflege-Assessments (Einschätzungshilfen), die jedoch nicht zu statisch, sondern auch im individuellen Ermessen der jeweils zuständigen Pflegefachkräfte selbstbestimmt verwendet werden sollten.

Im zweiten Schritt (**Ressourcen/Probleme erfassen und formulieren**) geht es um das Erkennen von Einschränkungen, aber im Sinne der fördernden Pflege auch von vorhandenen Fähigkeiten des Pflegebedürftigen. Probleme können aktuell, z. B. Frau Müller kann

---

1 ZPD (Zentrale Pflegedokumentation).

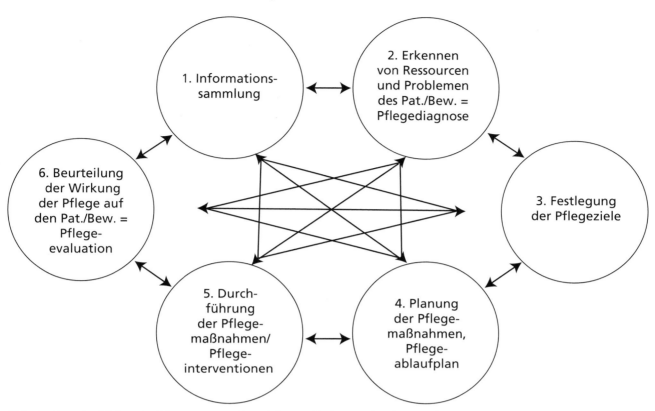

Abb. 1: Die sechs Schritte des Pflegeprozesses (angelehnt an Fiechter und Meier, 1981)

nicht selbstständig für Druckentlastung am Steiß sorgen, weil sie zu schwach zum Umdrehen im Bett ist (auszehrende Erkrankungen), oder potenziell sein, z. B. ein drohendes Dekubitualulkus. Aktuelle Pflegeprobleme müssen begründet werden, damit die Ursache pflegerisch angegangen werden kann. Zur besseren Verdeutlichung kann die medizinische Diagnose in Klammern dahinter gesetzt werden. Dem aktuellen Pflegeproblem wird eine Ressource zugeordnet, die hilfreich dabei ist, das Problem zu beheben oder zu kompensieren. Das potenzielle Pflegeproblem geht aus dem aktuellen Problem hervor. Wird das aktuelle Problem nicht angegangen, realisiert sich das potenzielle Problem. Ressourcen können äußerlich (z. B. intakte Familie) oder innerlich vorhanden sein (z. B. eine humorvolle Grundstimmung des Pflegebedürftigen). Pflegediagnosen können die Erfassung von Problemen und Ressourcen unterstützen.

Danach folgt die **Formulierung der Pflegeziele** (dritter Schritt). Diese müssen positiv formuliert, prägnant, realistisch und überprüfbar sein. Werden Fernziele (z. B. Herr Becker hat sein Idealgewicht von 72 kg erreicht) geplant, müssen diese in Teil- und Nahziele (z. B. Herr Becker wiegt zum … 65 kg) unterteilt werden. Standardziele helfen dabei, in der Praxis häufig vorkommende Formulierungsschwierigkeiten zu reduzieren. Pflegeziele sollen unter Berücksichtung der SMART-Kriterien spezifisch, messbar, realistisch und terminiert sein sowie nach Möglichkeit gemeinsam mit dem Pflegebedürftigen (andernfalls mit Angehörigen, Freunden) vereinbart sein. Die zu pflegende Person

muss mit dem Ziel einverstanden sein. Das Ziel muss attraktiv sein und die Unabhängigkeit der Person fördern. Es darf sich nicht um Ziele der Pflegekraft handeln. Zum Beispiel:

- Frau Meier sucht bis zum … von sich aus das Gespräch mit ihrer Bezugsperson und äußert ihr gegenüber individuelle Wünsche und Sorgen.
- Herr Schmidt steht am … laut eigener Aussage problemlos allein auf.
- Frau Brink atmet bis zum … nach Aufforderung tief ein und aus.

Pflegemaßnahmen (vierter Schritt) müssen als praktikable Anweisungen (»Bedienungsanleitungen«) formuliert sein. Es ist zu klären, wann, wie, mit welchen Mitteln und wie oft welche Maßnahmen durchgeführt werden sollen. Pflegemaßnahmen klären die Fragen »wer, was, wann, wo, wie und wie oft« teilweise oder vollständig übernimmt, unterstützt, beaufsichtigt, beobachtet und/oder anleitet. Sie müssen verständlich, handlungsleitend und nachvollziehbar sein. Werden Maßnahmen durchgeführt, die in einem hausinternen Standard hinterlegt sind, ist auf diesen zu verweisen. Zudem werden individuelle Abweichungen genau beschrieben. Zum Beispiel:

- 2-mal täglich vollständige Übernahme (VÜ) durch eine Pflegefachkraft nach der Morgen- und Abendpflege: Passive Bewegungsübungen nach Standard

13

XY. Individuelle Abweichung: Re. Ellenbogengelenk max. bis 45 Grad beugen.
- 7-mal täglich Teilübernahme (TÜ) durch zwei Pflegefachkräfte nach Aufforderung von Frau K. per Rufanlage: Pflegefachkraft 1 reicht Frau K. beide Hände; Frau K. stellt sich hin; Pflegefachkraft 2 schiebt den Toilettenstuhl unter…
- 3-mal täglich Anleitung/Beaufsichtigung (A/B) durch eine Pflegefachkraft nach den Hauptmahlzeiten: Herrn M. auffordern, seine Zahnprothesen herauszunehmen, unter fließendem Wasser abzuspülen und wieder einzusetzen.

Die **Durchführung der Pflegemaßnahmen** (fünfter Schritt) ist individuell an den jeweiligen Pflegebedürftigen und seine Situation anzupassen und zu formulieren. Es handelt sich um Unterstützungen in den Lebensaktivitäten. Das, wozu der Pflegebedürftige noch in der Lage ist, soll er selbstständig durchführen (Grundsatz: aktivierende Pflege). Wichtig dazu ist eine gute Teamarbeit. Dokumentiert wird dieser Schritt im Leistungskatalog sowie im Pflegeverlaufsbericht (Berichteblatt).

Im sechsten und letzten Schritt (**Pflegeevaluation**) geht es um die Fragen, ob die geplanten Pflegeziele erreicht wurden oder nicht. Wie reagiert der Pflegebedürftige auf die Pflegemaßnahmen? Wie ist jetzt sein Befinden? Wurde das Ziel erreicht? Wenn nicht, würde der Pflegeprozess wieder neu beginnen. Die Pflegebeurteilung geschieht am besten mit Hilfe der Pflegevisite. Das Evaluationsdatum ist im Rahmen der Zielformulierung jeweils individuell festzulegen. Alle Pflegeziele

müssen mit Zeitangabe formuliert werden. Für jede Lebensaktivität ist der **Grad der Selbstständigkeit** des zu pflegenden Menschen festzulegen (s. u. Selbstständigkeitsgrade/Abhängigkeitsstufen).

Aktivitäten des täglichen Lebens
Die Beurteilung der Fähigkeiten und Einschränkungen in Bezug auf die Aktivitäten des täglichen Lebens bildet eine wesentliche analytische Grundlage zur Ableitung von Rehabilitationsmaßnahmen und des **individuellen Pflegeplans**. Sie unterstützt damit auch eine umfassende ganzheitliche Sichtweise und in der Folge realistische pflegerische und rehabilitative Interventionspotenziale. Die Ermittlung des Rehabilitations- und Pflegebedarfs auf der Grundlage der Aktivitäten des täglichen Lebens orientiert sich im jeweiligen Einzelfall an den Fähigkeiten und Einschränkungen der Person, nicht jedoch an seinem klinischen Krankheitsbild. Eine wesentliche Grundlage für den individuellen Pflegeplan bildet die Beurteilung der Fähigkeiten der zu pflegenden Person im Hinblick auf die in der professionellen Pflege etablierten Lebensaktivitäten. Deren Bezeichnungen können nach den Begutachtungsrichtlinien (LA: Lebensaktivitäten), nach Liliane Juchli (ATL: Aktivitäten des täglichen Lebens) oder auch nach Monika Krohwinkel (A(B)EDL: Aktivitäten (Beziehungen) und existenzielle Erfahrungen des täglichen Lebens) unterteilt werden. Zu beachten ist, dass auch mit diesen Kategorien keine standardisierten Pflegeplanungen möglich sind. Die beispielhaften Inhalte zu den einzelnen LA, ATL bzw. A(B)EDL zeigen, wie sehr hier individuelle Formulierungen erforderlich sind.

Tab. 2: Bezeichnungen der Lebensaktivitäten

Symbol	Verschiedene Bezeichnungen und typische Aspekte der Lebensaktivität
	LA: Vitale Funktionen aufrecht erhalten können [ATL: Atmen, Regulieren der Körpertemperatur; A(B)EDL: identisch] Beispielhafte Inhalte: Bewusstseinszustand, zeitliche, örtliche, persönliche und situative Orientierung, Kälte- und Wärmeempfinden, selbstständige Atmung, Atemfrequenz, -rhythmus, -tiefe, -geruch, Husten, Auswurf, Rauchen …
	LA: Sich situativ anpassen können [ATL: Raum und Zeit gestalten; Sinn finden; Sich als Mann/Frau fühlen und verhalten; A(B)EDL: Soziale Bereiche des Lebens sichern; Mit existenziellen Bereichen des Lebens umgehen; Sich als Mann/Frau fühlen und verhalten] Beispielhafte Inhalte: Bezug zur Religion, Lebenseinstellung, Bewältigung von Problemen, Angst, Schamgefühl, Umgang mit verschiedenen Lebensphasen, z. B. Kindheit, Jugend, Alter, Klimakterium, Krankheit, Unfall …
	LA: Für Sicherheit sorgen können [ATL und A(B)EDL: identisch] Beispielhafte Inhalte: Medikamenteneinnahme, Vermeiden von Verletzungen, Geborgenheit, Vertrauen, gesicherte häusliche und wirtschaftliche Situation, Suchtverhalten (z. B. Alkohol, Medikamente) …
	LA: Sich bewegen können [ATL und A(B)EDL: identisch] Beispielhafte Inhalte: Selbstständige Beweglichkeit, bevorzugte Haltung, Kräftezustand, Lagerung, Balancefähigkeit, Hilfsmittel wie Rollator, Gehstock, Rollstuhl, Lifter, Prothesen, Orthesen …
	LA: Sich sauber halten und kleiden können [ATL: Sich waschen und kleiden; A(B)EDL: Sich pflegen; A(B)EDL: Sich kleiden]

Symbol	Verschiedene Bezeichnungen und typische Aspekte der Lebensaktivität
	Beispielhafte Inhalte: Selbstständiges Duschen, Baden, Ganzkörper- und Teilpflegen, Hautzustand, Haut-, Mund-, Zahn-, Haar-, Bart-, Nagelpflege, Pflegemittel, An- und Auskleiden, angepasste Kleidung ...
	LA: Essen und Trinken können [ATL und A(B)EDL: identisch] Beispielhafte Inhalte: Durstempfinden, selbstständiges Essen und Trinken, Trinkverhalten, Trinkplan, Ess- und Trinkbiografie, Ernährungszustand, beschwerdefreie Nahrungsaufnahme, Dysphagie, Appetit, Gewicht, Diätformen ...
	LA: Ausscheiden können [ATL und A(B)EDL: identisch] Beispielhafte Inhalte: Selbstständige Stuhl- und Urinausscheidung: Frequenz, Menge, Farbe, Geruch, Konsistenz, Gewohnheiten, Schamgefühl, Kontinenz, Erbrechen, Schwitzen, Flüssigkeitsbilanzierung, In-/Kontinenzprofil ...
	LA: Sich beschäftigen können [ATL: Raum und Zeit gestalten; A(B)EDL: identisch] Beispielhafte Inhalte: Selbstständige Beschäftigungen, Teilnahme an Freizeitveranstaltungen, Freizeitverhalten, Hobbys, Beruf, Teilnahmslosigkeit, Kontakte zu Vereinen, Freunden, Bezugspersonen ...
	LA: Kommunizieren können [ATL und A(B)EDL: identisch] Beispielhafte Inhalte: Kommunikationsformen (verbal, nonverbal – Gestik, Mimik, Haltung), Mitteilungsbereitschaft, Stimmung, Ausdruck von Emotionen (Freude, Angst), Reaktionen auf andere Personen und Umwelt, Brille, Hörgerät ...
	LA: Ruhen und Schlafen [ATL: Wachsein und Schlafen; A(B)EDL: identisch] Beispielhafte Inhalte: Schlafgewohnheiten, Rituale, Tag- und Nachtrhythmus, Ein- und Durchschlafstörungen, innere Ausgeglichenheit, Stressoren, Unruhe, Hilfsmittel, störungsfreie Ruhezeiten, Mittagsruhe ...
	LA: Soziale Bereiche des Lebens sichern können [ATL: Sinn finden; Sich als Mann/Frau fühlen und verhalten; *A(B)EDL: Soziale Bereiche des Lebens sichern; A(B)EDL: Mit existenziellen Erfahrungen des Lebens umgehen;* *A(B)EDL: Sich als Mann/Frau fühlen und verhalten]* Beispielhafte Inhalte: Selbstständiges Erledigen von Behördenangelegenheiten, finanzielle Situation, Wohnungssituation, Beziehung zu Verwandten, Freunden, Nachbarn, Reaktion auf fremde Personen ...

Aktivierende Pflege

Unter der **aktivierenden Pflege** ist nach den Richtlinien der Spitzenverbände der Pflegekassen eine Pflegepraxis zu verstehen, die die Selbstständigkeit und Unabhängigkeit des Patienten fördert. Diese berücksichtigt ständig die Ressourcen des Patienten, so dass dieser unter Beaufsichtigung bzw. Anleitung selbst aktiv sein kann. Sie hat die Erhaltung bzw. Wiedergewinnung der Selbstständigkeit des zu pflegenden Menschen im Rahmen des medizinisch und pflegerisch Notwendigen zum Ziel. Aktivierende Pflege ist die beste Hilfe zur Selbsthilfe. Sie setzt eine bestimmte Geisteshaltung der Pflegenden voraus, nämlich die Abkehr vom Bild des passiven, zu verwahrenden pflegebedürftigen Menschen. Sie hat eine nachvollziehbare Pflegedokumentation und -planung zur Voraussetzung. Es ist anzustreben:

- vorhandene Selbstversorgungsaktivitäten zu erhalten und solche, die verloren gegangen sind, zu reaktivieren,

- bei der Leistungserbringung die Kommunikation zu verbessern,
- dass geistig und seelisch Behinderte, psychisch Kranke und geistig verwirrte Menschen sich in ihrer Umgebung und auch zeitlich zurechtfinden.

Selbstständigkeitsstufen/Abhängigkeitsgrade

Bei Verwendung der Lebensaktivitäten (LA) werden Abhängigkeiten des Pflegebedürftigen deutlich. Diese sind aufgrund ihrer Verschiedenheit näher einzuschätzen und in Selbstständigkeitsstufen bzw. Abhängigkeitsgraden beschreibbar. Pflegemaßnahmen können anleitend, beaufsichtigend, unterstützend sowie teilweise oder vollständig übernommen werden. Im Folgenden werden diese von Fähigkeiten der zu pflegenden Person mit ihren möglichen Merkmalen erläutert.

Tab. 3: Selbstständigkeitsstufen/Abhängigkeitsgrade

Abhängigkeitsstufe	Hilfeleistung	Erläuterungen/Beispiele
selbstständig	keine	keine fremde Hilfe erforderlich
	Anleitung	demonstrieren, motivieren, lenken
	Beaufsichtigung	Beaufsichtigung des Ankleidens
bedingt selbstständig	Unterstützung	Waschwasser bereitstellen, Vor- und Nachbereitung
teilweise unselbstständig	teilweise Übernahme	Waschen des Rückens
unselbstständig	volle Übernahme	vollständiger Hilfebedarf

Die Grade/Stufen bedeuten im Einzelnen:

- **Grad/Stufe 0 »selbstständig«:** Fähigkeit zur selbstständigen Versorgung/Durchführung von Verrichtungen in der jeweils aktuellen ATL (LA). Hierbei handelt es sich um eine Ressource. Dazu muss kein Ziel mehr formuliert werden. Es sind keine Hilfspersonen und keine Hilfsmittel erforderlich.
- **Grad/Stufe 1 »bedingt selbstständig«:** Fähigkeit zur selbstständigen bzw. unabhängigen Versorgung/Durchführung von Verrichtungen mit einer oder mehreren Einschränkungen; Hilfsmittel/-vorrichtungen sind vorhanden und werden genutzt; der Antragsteller benötigt ggf. mehr Zeit als üblich für die Verrichtungen, bewältigt sie aber mit Mühe; ggf. bestehen Sicherheitsbedenken im Zusammenhang mit einzelnen Verrichtungen.
- **Grad/Stufe 2 »teilweise unselbstständig«:** Fähigkeit zur selbstständigen Versorgung/Durchführung von Verrichtungen ist eingeschränkt; Einzelverrichtungen werden unvollständig ausgeführt; eine Hilfsperson ist zur Anleitung und Beaufsichtigung bei der Vorbereitung und Durchführung von Verrichtungen bzw. zu ihrer zeit-/teilweisen Übernahme erforderlich.

- **Grad/Stufe 3 »unselbstständig«:** Fähigkeit zur selbstständigen Versorgung/Durchführung von Verrichtungen ist nicht vorhanden; Hilfestellung/Übernahme durch eine Hilfsperson in allen Phasen der Versorgung/Durchführung von Verrichtungen ist erforderlich.

Eingeschränkte Alltagskompetenzen

Seit 1. Juli 2008 werden nach § 87b Sozialgesetzbuch (SGB) XI zusätzliche Betreuungskräfte zur besseren Versorgung von an Demenz erkrankten Menschen eingestellt und von der Pflegeversicherung finanziert. Für 20 Bewohner mit Demenz oder anderen psychischen Erkrankungen gibt es seit 2015 eine Stelle zusätzlich. Diese neuen Stellen werden mit zusätzlichen Betreuungskräften besetzt. Das Begutachtungsverfahren der Pflegekasse zur Feststellung von PEA (Personen mit erheblich eingeschränkten Alltagskompetenzen) (§ 45a SGB XI) enthält den unten stehenden Fragenkatalog, anhand dessen der MDK prüft. Bei der Bewertung reichen für die Anerkennung eines erheblich eingeschränkten Alltags zwei vorhandene Merkmale (die mind. sechs Monate bestehen) aus.

Assessment für Personen mit erheblich eingeschränkter Alltagskompetenz (PEA):

1. Unkontrolliertes Verlassen des Wohnbereichs (Hin-/Weg- bzw. Umherlauftendenz)
2. Verkennen oder Verursachen gefährdender Situationen
3. Unsachgemäßer Umgang mit gefährlichen Gegenständen
4. Tätlich oder verbal herausforderndes Verhalten in Verkennung der Situation
5. Im situativen Kontext inadäquates Verhalten
6. Unfähigkeit, die eigenen körperlichen und seelischen Gefühle oder Bedürfnisse wahrzunehmen
7. Unfähigkeit zu einer erforderlichen Kooperation bei therapeutischen oder schützenden Maßnahmen als Folge einer therapieresistenten Depression oder Angststörung
8. Störungen der höheren Hirnfunktionen (Beeinträchtigungen des Gedächtnisses, herabgesetztes Urteilsvermögen), die zu Problemen bei der Bewältigung von sozialen Alltagsleistungen geführt haben
9. Störung des Tag-/Nacht-Rhythmus
10. Unfähigkeit, eigenständig den Tagesablauf zu planen und zu strukturieren
11. Verkennen von Alltagssituationen und inadäquates Reagieren
12. Ausgeprägtes labiles oder unkontrolliert emotionales Verhalten
13. Zeitlich überwiegend Niedergeschlagenheit, Verzagtheit, Hilfs- oder Hoffnungslosigkeit aufgrund einer therapieresistenten Depression

Entbürokratisierung/vereinfachte Pflegedokumentation in der Langzeitpflege

Im Krankenhaus (**Kurzzeitbereich**) ist in der professionellen Gesundheits- und Krankenpflege die »hochaufwendige Pflege« zu erfassen, um sie nach dem Pflegekomplexmaßnahmen-Score (PKMS) im Rahmen der Vergütung als zusätzliche Entgelte mit trennscharfen Kriterien abrechnen zu können. Damit sind die Gründe für hochaufwendige Pflege einmalig sowie bei Änderungen des Patientenzustandes zu erfassen. Die Punktwerte des PKMS drücken den mindestens anfallenden Pflegeaufwand bei einem hochaufwendigen Patienten aus. Die Pflegemaßnahmen sind durch eine kalendertägliche Leistungsdokumentation nachzuweisen. Der PKMS ist eine zusätzliche Dokumentation zum Leistungs- und Abrechnungsnachweis und ersetzt keineswegs die vorgeschriebene reguläre Pflegedokumentation.

In der **Langzeitpflege** (explizit in der stationären und ambulanten Altenpflege) können **Routinetätigkeiten** der direkten Pflege vereinfacht dokumentiert werden. Hier haben rechtliche Auseinandersetzungen in der Vergangenheit dazu geführt, so umfassend zu dokumentieren, um für alle denkbaren Situationen vorgesorgt zu haben. Daraus ergibt sich ein immer größerer Umfang von Einzelleistungsnachweisen, so dass eine Pflegedokumentation teilweise sogar bis zu 70 DIN-A4-Seiten und mehr umfassen kann. Das vom Bundesministerium für Gesundheit geförderte Projekt »Effizienzsteigerung der Pflegedokumentation« soll hier bundesweit Bürokratie abbauen.

Das personenzentrierte Vorgehen der vereinfachten Pflegedokumentation stellt, wie die ZPD nach Henke bereits seit 2008 in den Vorauflagen dieses Buchs aufgeführt hat, die ganzheitliche Betrachtung der einzelnen Person und nicht etwa die Planungen, Konzepte, Modelle oder Kategorisierungen in den Vordergrund. Vor diesem Hintergrund begrüßt der Autor die Bestrebungen des Bundesministeriums für Gesundheit zur Entbürokratisierung der Pflegedokumenation ausdrücklich. Der Ruf nach einer Verschlankung der Pflegedokumenation wird seit Jahren immer lauter. Jede Pflegeeinrichtung und jeder Anbieter von Pflegedokumentationshilfen versucht sich in der Fülle von immer wieder neuen Vorgaben zurecht zu finden. Dies gestaltet sich in der Praxis als ein zunehmend zeitaufwändiger und demotivierender Aspekt. Es ist zu wünschen, dass die vereinfachte Pflegedokumentation bundeseinheitlich erfolgreich umgesetzt wird.

»Mit der Umsetzung des Strukturmodells ist sehr viel mehr verbunden als das bloße Austauschen von Dokumenten. Mit der Umstellung müssen sich auch das Grundverständnis und die Herangehensweise an die Pflegedokumentation in den Einrichtungen grundsätzlich ändern. Um die Einrichtungen in der Gestaltung dieses Prozesses zu unterstützen, wurde anhand der Ergebnisse aus dem Praxistest und vertiefter Erkenntnisse aus der Anwendung der neuen Pflegedokumentation in den beteiligten Einrichtungen eine Handlungsanleitung zur praktischen Umsetzung des Strukturmodells in der ambulanten und stationären Langzeitpflege ausgearbeitet", so die Aussagen auf der Website des Bevollmächtigten für Pflege (2014).

Die Handlungsanleitung sowie die überarbeitete SIS zum Strukturmodell kann hier online als Version 1.0 aufrufen werden: http://www.patientenbeauftragter.de¬/index.php/2-uncategorised/32-downloads-zum-neuen-¬struk%C2%ACturmodell-version-1-1

Auf der Internetseite heißt es weiter: »Die Dokumente wurden durch das Bundesministerium für Gesundheit und den Pflegebevollmächtigten der Bundesregierung freigegeben, um der Fachöffentlichkeit sowie den Pflegeeinrichtungen eine vertiefte Orientierung zu ermöglichen. Anfang September 2016 waren etwa 4.700 ambulante Pflegedienste und etwa 5.400 stationäre Einrichtungen beim Projektbüro angemeldet. Damit beteiligen sich bereits 38 % der 12.300 Pflegedienste und 43,6 % der 12.400 Pflegeheime am Projekt. Die Gesamtteilnahmequote der 24.700 Dienste und Einrichtungen beträgt damit 41,0 %. Im Herbst 2013 wurde im Auftrag des Gesundheitsministeriums in 26 stationären und 31 ambulanten Pflegeeinrichtungen eine einfachere Dokumentation im praktischen Alltag getestet. Entwickelt wurde das Konzept von der Ombudsfrau für Entbürokratisierung in der Pflege, Elisabeth Beikirch, zusammen mit Fachleuten aus der Praxis und Wissenschaft sowie juristischer Expertise. Ohne Abstriche bei der Aussagekraft und ohne fachliche Standards zu vernächlässigen, soll der Zeitaufwand für die Dokumentation in der Pflege reduziert werden. Die Dokumentation von Routinetätigkeiten der Grundpflege (direkte Pflege) soll wegfallen.

Dazu sollen vereinfacht **Verweise auf Grundpflegestandards** erfolgen. Es sollen z. B. in der direkten Pflege nur noch Ereignisse bzw. Leistungen dokumentiert werden, die von der Pflege- und Maßnahmenplanung abweichen. Die Pflegeplanung basiert nicht mehr auf ATL oder A(B)EDL, sondern auf pflegerelevanten Kontextkategorien (wissenschaftsbasierte Themenfelder s. u.). Schematische Ankreuzverfahren bei Pflegeplanungen sind nicht mehr vorgesehen.

Es erfolgt eine umfassende Implementierungsstrategie dieser vereinfachten Dokumentation der Pflege auf Bundes- und Landesebene. Der GKV-Spitzenverband (Verband aller 132 gesetzlichen Kranken- und Pflegekassen) sowie die Vereinigung der Träger der Pflegeeinrichtungen auf Bundesebene haben das Projekt intensiv begleitet. Die Grundstruktur und die inhaltliche Ausrichtung des veränderten Dokumentationskonzepts greifen auf fachwissenschaftliche und juristische Wissensbestände zurück, die aufgrund verschiedener Bemühungen auf Bundes- und Landesebene in Modellvorhaben initiiert worden waren, deren Ergebnisse (nach Ansicht des BMG) jedoch offensichtlich bisher in der Breite ihre Wirkung verfehlt hatten.

Mit der Entwicklung eines neuen Strukturkonzepts für die Pflegedokumentation für den ambulanten und den stationären Versorgungssektor wurden folgende Ziele verfolgt:

- bisherige fachliche und juristische Aussagen zur Dokumentation zu hinterfragen,
- Kritikpunkte aus der Fachpraxis und von den Verbrauchern aufzugreifen,
- die Bedeutung von fachlicher Kompetenz und beruflicher Erfahrung der Pflegenden stärker herauszustellen,
- den zeitlichen Aufwand für die Pflegedokumentation möglichst zu minimieren und
- eine gemeinsame Grundlage für die interne und externe Qualitätssicherung zu schaffen.

Zusätzlich sollte dadurch der von einer breiten Fachöffentlichkeit geforderte Konsens zwischen den Heimaufsichten der Länder und den Kranken- und Pflegekassen sowie den Medizinischen Diensten der Krankenversicherung (MDK) und dem Prüfdienst der Privaten Krankenversicherung e. V. (PKV Prüfdienst) zur Pflegedokumentation eine substantielle Grundlage erhalten.

Die wichtigsten Veränderungen, die sich für die Pflegedokumentation aus diesem neuen Strukturmodell ergeben, sind aus **fachlicher Sicht**:

- Die Stärkung der konsequenten Beachtung von Individualität und Selbstbestimmung der Pflegebedürftigen
- Die Begrenzung der Verschriftung des Pflegeprozesses auf vier Schritte
- Die Strukturierte Informationssammlung (SIS) auf der Grundlage von sechs wissenschaftsbasierten Themenfeldern
- Ein rationaler und fachlich begründeter Umgang mit der Risikoeinschätzung
- Die Beschränkung der Aufzeichnungen im Berichteblatt auf Abweichungen in der Routineversorgung hinsichtlich Grundpflege (direkte Pflege) und Betreuung

Aus **juristischer Sicht** ergeben sich diese drei wesentlichen Prinzipien:

- Die obligate Beibehaltung von Einzelleistungsnachweisen für Maßnahmen der Behandlungspflege (spezielle Pflege). Die früher weitläufig verwendeten Begriffe »Grund- und Behandlungspflege« werden in der Pflegewissenschaft heute richtiger als direkte bzw. spezielle Pflege bezeichnet.
- Der Wegfall von Einzelleistungsnachweisen in der stationären Pflege für routinemäßig wiederkehrende Abläufe in der grundpflegerischen Versorgung, Pflege und Betreuung
- Die haftungsrechtliche Sicherstellung dieses Vorgehens durch verbindliche Vorgaben des internen Qualitätsmanagements und das Vorhandensein standardisierter Leistungs- und Stellenbeschreibungen

Seit den Professionalisierungsbestrebungen hat sich die **Pflegeplanung nach Pflegeprozess** als handlungsleitendes Werkzeug etabliert. Die Pflegeplanung ist gesetzlich vorgeschrieben. 1985 wurde »die sach- und fachkundige, umfassende, geplante Pflege« im Krankenpflegegesetz formuliert. In § 3 des überarbeiteten Krankenpflegegesetzes von 2003 wird dieses mit dem folgendem Ausbildungsziel untermauert: »Die Ausbildung für die Pflege [...] soll insbesondere dazu befähigen, [...] die folgenden Aufgaben eigenverantwortlich auszuführen: [...] Erhebung und Feststellung des Pflegebedarfs, Planung, Organisation, Durchführung und Dokumentation der Pflege«. Im Altenpflegegesetz von 2000 sieht der § 3 vor, dass die Ausbildung die Kenntnisse, Fähigkeiten und Fertigkeiten zu vermitteln hat, um die »sach- und fachkundige, den allgemein anerkannten pflegewissenschaftlichen, insbesondere den medizinisch-pflegerischen Erkenntnissen entsprechende, umfassende und geplante Pflege« zu erreichen. Monika Krohwinkel (2014) sieht bei der Anwendung der SIS die Gefahr der »Ausdünnung des Pflegekonzepts«, da einige für die Pflege relevante Aspekte (z. B. Ruhen und Entspannen) nicht ausreichend berücksichtigt würden. Sie betont weiter, dass ihr A(B)EDL-Modell bereits personenzentriert und förderungsoriernt ausgerichtet sei.

Der **sechs-schrittige Pflegeprozess nach Fiechter und Meier** (1981) wird seit Jahrzehnten in den Pflegeschulen vermittelt. Im Vergleich zur vereinfachten Pflegedokumenation enthält er noch die beiden Schritte »Ressourcen und Pflegeprobleme formulieren« sowie »Pflegeziele formulieren« (Details ▶ **S. 12 ff.**).

Die Zusammenstellungen der Pflegeprobleme sind ebenso wie die Fragen nach den konkreten Ressourcen und Zielsetzungen kleinschrittige Denkprozesse, die sich in der individuellen Maßnahmenplanungen des neuen Strukturmodells zur Pflegedokumentation widerspiegeln.

Zum grundlegenden Verständnis des Pflegeprozesses ist die Vermittlung des Regelkreises nach Fiechter und Meier folglich nicht verkehrt. In der Praxis werden die einzelnen Schritte jedoch komprimierter (in vier Schritten) dargestellt. Für die **Pflegeausbildung** sind das strukturierte Lernen und schriftliche Formulieren von Ressourcen, Problemen und Zielen an fiktiven Fallbeispielen essentiell, um die angehenden Pflegefachkräfte in den o. g. Denkprozessen zu schulen. Zwecks des theoretischen Gesamtverständnisses soll die Pflegeschule die sechs Schritte des Pflegeprozesses weiterhin vermitteln. In der pflegerischen Arbeit am realen Bewohner (nach der Ausbildung) wird die kleinschrittige Vorgehensweise beim tatsächlichen und individuell möglichen direkten Zugang dagegen zur unnötigen bürokratischen Last.

Wie oben erwähnt, umfassen bei der vereinfachten Pflegedokumentation auch die **Leistungsnachweise** nicht mehr sämtliche einzeln aufgeführte Grundpflegeleistungen. Die Nachweise beschränken sich auf die Leistungen der Behandlungspflege (spezielle Pflege). Nachweise der Grundpflege (der direkten Pflege) wie Bewegungspläne, Flüssigkeitsbilanz und Ernährungsprotokolle sind mit der entbürokratisierten Form nicht als Regelanwendungen zu führen, sondern sollen nur entsprechend des pflegerischen Vorbehalts der zuständigen **Pflegefachkraft begründet und befristet werden**. Nachweise der speziellen Pflege (Behandlungspflege) werden nicht vereinfacht dokumentiert, sondern als Extrabögen beibehalten und bei Bedarf von der Pflegefachkraft angelegt.

Der Pflegeablauf eines Wohnbereichs und die monatliche Abrechnung in der ambulanten Pflege erfordern eine **Durchführungsliste** zur Übersicht. Doch das wenig sinnvolle Abzeichnen jeder einzelnen Tätigkeit und der Grundsatz »Was nicht dokumentiert wurde, gilt als nicht getan!« sind nach der vereinfachten Pflegedokumentation so pauschal formuliert nicht richtig. Routinemaßnahmen der Grundpflege (der direkten Pflege) sind aus rechtlicher Sicht nicht mehr zu dokumentieren.

Die **Kasseler Erklärung** zum Thema »Notwendiger Umfang der Pflegedokumentation aus haftungsrechtlicher Sicht« der Juristischen Expertengruppe Entbürokratisierung der Pflegedokumentation (Januar 2014) formuliert: »Dokumentationslücken bzw. -fehler führen nicht automatisch dazu, dass ein sog. Haftungsfall eintritt, sondern können bei Eintritt eines Gesundheitsschadens zu Beweislastproblemen führen.«

Selbstverständlichkeiten sind also nicht dokumentationspflichtig. Standardisierte Zwischenschritte und Routinemaßnahmen müssen nicht dokumentiert werden (vgl. BGH VersR 1994, 386 (387); BGH NJW 1986, 2365; BGH, Urt. v. 02.06.1987, IV-ZR 174/86; OLG Braunschweig, Urt. v. 10.11.2011, Az. 1 U 29/09; OLG Oldenburg, Urt. v. 30.01.2008, RDG 2008, 242 ff.; Brandenburgisches OLG, Urt. v. 08.11.2007, Az. 12 U 53/07; OLG Hamm, Urt. v. 17.12.2007, I-3 U 102/07; OLG Oldenburg, Urt. v. 20.12.2006, Az. 5 U 108/05; OLG Düsseldorf, Urt. v. 15.05.2004 – I-15 U 60/03; Schmid, NJW 1987, 681 (683); OLG Brandenburg OLG-Report 2005, 489, 491; OLG Düsseldorf, MedR 1996, 79) und OLG Hamm AHRS III 6450/319; OLG München VersR 2007, 652 (653); OLG Frankfurt VersR 2007, 1276, 1377; OLG Hamburg, OLG-Report 2002, 255 OLG Köln, NJW 1999, 1790; BGH NJW 1993, 2375).

Außerdem heißt es in der oben erwähnten Kasseler Erklärung: »Im Zusammenhang mit einem Zeugenbeweis kann dann belegt werden, dass täglich entsprechende grundpflegerische Elemente stets so ausgeführt wurden (›Immer-so‹-Beweis). Der ›Immer-so‹-Beweis dient dem Nachweis, dass die grundpflegerischen Elemente in ihrem Ob und Wie beschrieben werden können. Damit kann dann einem etwaigen Dokumentationsmangel fachlich und organisatorisch begegnet werden. Zahlreiche Urteile belegen, dass unter diesen Voraussetzungen die beweisrechtliche Situation nicht verschlechtert ist« (vgl. Grundsatzentscheidung des BGH, Urteil vom 18. März 1986 – IV-ZR 215/84; BGH, Urteil vom 2. Juni 1987 – IV-ZR 174/86; OLG Hamm, Urteil vom 21. April 2009 – 26 U 151/08; OLG Düsseldorf, Urteil vom 16. Juni 2004 – I-15 U 160/03; LG Bonn, Urteil vom 23. Dezember 2011 – 9 O 364/08).

Die Dokumentationspflicht erstreckt sich gemäß der Kasseler Erklärung nur auf **die wichtigsten diagnostischen und therapeutischen Maßnahmen** sowie auf **die wesentlichen Verlaufsdaten** (vgl. Rechtsprechung aus dem Arzthaftungsrecht: OLG Brandenburg OLG-Report 2005, 489, 491; OLG Düsseldorf, MedR 1996, 79).

Nicht dokumentiert werden müssen insbesondere Routinemaßnahmen und standardisierte Zwischenschritte (vgl. OLG Hamm AHRS III 6450/319; OLG München VersR 2007, 652 (653); OLG Frankfurt VersR 2007, 1276, 1377; OLG Hamburg, OLG-Report 2002, 255 OLG Köln, NJW 1999, 1790; BGH NJW 1993, 2375).

Im Rahmen der **Behandlungspflege** wird es für sinnvoll und notwendig erachtet, an der bisherigen Verfahrensweise festzuhalten. Das heißt also, hier wird weiterhin mit **Einzelnachweisen** und mit der fortlaufenden Abzeichnung der durchgeführten Maßnahmen durch diejenige Person, die sie erbracht hat, gearbeitet. Zudem erfolgen ggf. ergänzende Hinweise im Berichteblatt.

Im Bereich der **Grundpflege** (regelmäßig wiederkehrende Versorgungsabläufe) wird diese Verfahrensweise grundsätzlich bzw. regelhaft in Bezug auf die sogenannten Einzelleistungsnachweise im stationären Bereich (und täglichen schichtbezogenen Eintragungen im Berichteblatt) jedoch für nicht sinnvoll und notwendig erachtet.

Für die grundpflegerische Regelversorgung sind also **keine Einzelleistungsnachweise** erforderlich, **sondern Standards im QM-Handbuch** hinterlegt, die den Pflegefachkräften bekannt sind. Individuelle Erkenntnisse (z. B. aus Fallbesprechungen und Übergaben) fließen bei Bedarf mit ein. Hieraus kann sich dann folglich ein Einzelleistungsnachweis nach Durchführung ergeben. Die Entscheidung der PFK soll jedoch nicht regelhaft oder schematisch, sondern individuell, mit enger zeitlicher Befristung und für den einzelnen Fall festgelegtem Evaluationsdatum erfolgen. Nachweise der Behandlungspflege (spezielle Pflege) sind davon ausgenommen und sollten wie bisher gehandhabt werden.

Laut Abschlussbericht des Projekts »Praktische Anwendung des Strukturmodells – Effizienzsteigerung[1] der Pflegedokumentation in der ambulanten und stationären **Langzeitpflege**« (Beikirch et al., 2014, S. 27) wurde **bewusst auf die Vorlage einer einheitlichen Musterdokumentation verzichtet**, um die Vielfalt und die individuellen Gegebenheiten in den Pflegeeinrichtungen und Pflegediensten zu erhalten und eine möglichst hohe Identifikation mit der Pflegedokumentation entstehen zu lassen.

»Überbordende Bürokratie und sinnentleertes Kästchenankreuzen sind für die meisten Beschäftigten in der Pflege der Motivationskiller Nr. 1«, meint der Pflegebevollmächtigte der Bundesregierung Karl-Josef Laumann (Büro des Beauftragten der Bundesregierung für die Belange der Patientinnen und Patienten und Bevollmächtigten für Pflege, 2014). Das Modell soll zur Verschlankung der Pflegedokumentation perspektivisch auch den Einrichtungen der Tages- und **Kurzzeitpflege** offen stehen. Dazu ist derzeit noch fachlich zu klären, ob das Modell uneingeschränkt auf die Kurzzeitpflege übertragbar ist.

Der Bürokratieabbau in der Pflegedokumentation erfolgt mittels Begrenzung der Verschriftlichung des

---

1 Mit Effizienzsteigerung soll nicht signalisiert werden, aufgrund der gewonnenen Zeit Pflegepersonal einzusparen. Es gilt damit die eigentliche Pflege des Menschen zu intensivieren. Der Ausdruck »vereinfachte Pflegedokumentation« wird hier daher deutlich favorisiert.

Pflegeprozesses von sechs auf vier Schritte/Elemente. Um konsequent aus der Perspektive der pflegebedürftigen Person zu arbeiten, wird der Pflegeprozess mit der vereinfachten Pflegedokumenation nicht mehr nach Verena Fiechter und Martha Meier (1981) in sechs, sondern entsprechend des WHO-Modells in vier Elemente gegliedert.

Die vier Schritte/Elemente des Pflegeprozesses gemäß Strukturmodell zur vereinfachten Pflegedokumentation in der ambulanten und stationären Langzeitpflege (Beikirch et al., 2014) lauten:

Erster Schritt: SIS (Strukturierte Informationssammlung)
Die SIS erfolgt entlang der sechs wissenschaftsbasierten Themenfelder (pflegerelevante Kontextkategorien) und entlang eines rationalen Verfahrens zur Risikoeinschätzung (Matrix) pflegesensibler Phänomene. Dabei schließt die PFK auch biografische Erkenntnisse mit ein. Die SIS erfolgt aus der Perspektive des Pflegebedürftigen und orientiert sich vom Aufnahmezeitpunkt an Wahrnehmungen und Erwartungen der zu pflegenden Person, um ihre Individualität und Selbstbestimmung zu stärken. Die SIS umfasst vier Kategorien:

A   Stammdaten
B   Einstiegsfragen
C1   Pflegefachliche Einschätzung der Situation der pflegebedürfitgen Person zum Zeitpunkt des Heimeinzugs oder des Erstgesprächs im häuslichen Bereich
C2   Risikomatrix (erste fachliche Einschätzung der Pflegefachkraft zu pflegerelevanten Phänomenen wie Dekubitus, Sturz, Schmerz, Inkontinenz, Ernährung sowie individuell zu benennenden Phänomenen; s. Differenzialassessment und Plausibilitätsprüfung ▶ S. 22)

Zweiter Schritt: Individuelle Maßnahmenplanung
Bei dieser Ausarbeitung eines individuellen Maßnahmenplans auf der Grundlage der SIS handelt es sich um einen **Aushandlungsprozess** (als Ergebnis des Gesprächs mit der zu pflegenden Person). Dieser individuelle Maßnahmenplan ersetzt die bisherige Pflegeplanung.

Dritter Schritt: Berichteblatt (Verlauf)
Beim Berichteblatt liegt der **Fokus allein auf den Abweichungen**. Es erfolgt also bei der vereinfachten Pflegedokumentation in der Grundpflege (direkte Pflege) **keine** Dokumentation von Routinetätigkeiten mehr, sofern diese nicht von dem Pflege- und Maßnahmenplan abweichen. Anstatt der Begriffe »Pflegebericht« und »Pflegeverlaufsbericht« heißt es »Berichteblatt«, weil hier ausdrücklich nicht nur die Pflegefachkräfte, sondern alle am Pflegeprozess beteiligten (z. B. auch die Ärzte, zusätzliche Betreuungskräfte, Krankengymnasten, Ergotherapeuten, Seelsorger...) einen Bericht erstellen, der auf wichtige Abweichungen beschränkt ist und allen schnell ersichtlich ist.

Vierter Schritt: Evaluation
Festlegen der indiviudellen **Evaluationsdaten** (anlassbezogene Überprüfung des Maßnahmenplans/Risikomanagements, Pflegevisite, Fallbesprechungen).

Entbürokratisierungsbestrebungen in der Tages- und Kurzzeitpflege

Im September 2016 ist der Praxistest für die Umsetzung des Strukturmodells in der Tages- und Kurzzeitpflege angelaufen.

Besonderheiten zur Umsetzung der Entbürokratisierung in der Tagespflege sind:

- Es wird eine Empfehlung zu den erforderlichen Angaben für die Stammdaten geben.
- Für die Strukturierte Informationssammlung wird die SIS für die stationäre Pflege genutzt.
- Die Eingangsfrage (Feld B) wird um die Frage »Was führt Sie zu uns?« erweitert.
- Das Themenfeld 6 wird in »Erhalt/Förderung von Alltagsfähigkeiten bzw. Sicherstellung von Rückzugs- und Ruhebedürfnissen« umbenannt.

- Im Gegensatz zur Umsetzung in der ambulanten und stationären Pflege wird es drei Vorschläge für einen Maßnahmenplan geben, die im Rahmen des Praxistestes erprobt werden.
- Als neues Dokument wird es einen »Kommunikationsbogen« geben. Mit diesem wird ein systematischer Austausch von Informationen mit allen an der Versorgung beteiligten Personen (z. B. Angehörige, ambulanter Pflegedienst) erfolgen.

Besonderheiten zur Umsetzung der Entbürokratisierung in der Kurzzeitpflege sind:
Bei der Umsetzung des Strukturmodells in der Kurzzeitpflege sind diverse Besonderheiten zu Berücksichtigen. Zum einen gibt es drei Patientengruppen mit unterschiedlichen Versorgungsbedarfen:

1. Die klassische Urlaubspflege bei Verhinderung oder Krankheit der Pflegeperson.
2. Patienten, die nach einem akuten Krankheitsfall aus dem Krankenhaus entlassen werden und insbesondere existentielle Fragen beschäftigen.
3. Patienten, bei denen die häusliche Pflegesituation zusammengebrochen ist und eine Klärung der zukünftigen Versorgung vorzunehmen ist.

Zum anderen ist die Versorgung in der Kurzzeitpflege charakterisiert durch einen hohen Anteil an Behandlungspflegeleistungen und einen hohen Grad an Veränderungen des Versorgungsbedarfs. In der Tendenz nimmt die Kurzzeitpflege, mit Ausnahme der klassischen Urlaubspflege, die Funktion als Durchgangsstation in andere Versorgungssettings ein. Diese erfordert zugleich einen hohen Kommunikationsbedarf mit anderen am Versorgungsprozess beteiligten Institutionen und Personen.

Für die Strukturierte Informationssammlung wird die SIS für die stationäre Pflege genutzt. Die Eingangsfrage (Feld B) wird um die Frage »Was führt Sie zu uns?« erweitert. Das Themenfeld 6 wird in »Wahrung der Individualität während des Aufenthalts«, »Erste Einschätzung zur weiteren Versorgung nach der Kurzzeitpflege« umbenannt. Es wird zwei Varianten für einen Maßnahmenplan geben, die im Rahmen des Praxistestes erprobt werden. Für das Ausfüllen der SIS und Erstellen des Maßnahmenplans wird es unterschiedliche zeitliche Vorgaben geben. Sie orientieren sich jeweils an den oben benannten drei Patientengruppen. Als neues Formblatt soll es einen DIN-A3 »Entlassungsplan« geben, mit dem die Entlassungsplanung vorgenommen werden kann.

SIS-Themenfelder statt LA, ATL, A(B)EDL

In seiner Bedürfnispyramide unterschied Abraham Harold Maslow fünf Stufen menschlicher Bedürfnisse. Liliane Juchli erstellte in Anlehnung an Nancy Roper ebenfalls ein bedürfnisorientiertes Pflegemodell und spricht dabei von zwölf ATL (Aktivitäten des täglichen Lebens). Monika Krohwinkel führt die A(B)EDL auf, während das Strukturmodell für die SIS (Strukturierte Informationssammlung) sechs wissenschaftsbasierte Themenfelder umfasst. Sie werden auch als pflegerelevante Kontextkategorien bezeichnet und lauten:

1. Kognition und Kommunikation
2. Mobilität und Beweglichkeit
3. Krankheitsbezogene Anforderungen und Belastungen
4. Selbstversorgung
5. Leben in sozialen Beziehungen
6. Haushaltsführung bzw. Wohnen/Häuslichkeit

Die **Eingangsfragen der SIS und die Initialfragen zu den einzelnen Themenfeldern werden der pflegebedürftigen Person** von der Bezugspflegekraft gestellt. Um Interpretationen zu vermeiden und nicht aus der Sicht der Pflegekräfte sondern aus der Sicht der zu pflegenden Menschen zu planen, soll dabei nach Möglichkeit der **Originalwortlaut** der zu pflegenden Person unverändert und ohne Übersetzung in die professionelle Fachsprache übernommen werden. Priorität hat hier hinsichtlich der Personenzentrierung also die Erfassung der Vorstellungen des Pflegebedürftigen, um dessen individuelle Situation und Haltung zur Pflege und Betreuung zu berücksichtigen. Die drei narrativ (beschreibend) zu beantwortenden Eingangsfragen an die pflegebedürftige Person lauten:

- *Was bewegt Sie im Augenblick?*
- *Was brauchen Sie?*
- *Was können wir für Sie tun?*

Bei Veränderungen des Zustands z. B. nach akuter Erkrankung und/oder Krankenhausaufenthalt können einzelne Themenfelder evaluiert und die individuelle Maßnahmenplanung angepasst werden oder die SIS erneut ausgefüllt werden (dazu ist das Feld »Folgegespräch« anzukreuzen).

Falls ein Themenfeld im Einzelfall bedeutungslos sein sollte, ist dies zu dokumentieren, um erkennbar zu machen, dass es im Erstgespräch nicht vergessen wurde.

Zu den Themenfeldern sieht die SIS zur einheitlichen Anwendung **Leit-/Initialfragen** vor, die perspektivisch auch für eine interne Qualitätssicherung herangezogen werden können:

- **Kognition und Kommunikation**
  Inwieweit ist die pflegebedürftige Person in der Lage, sich zeitlich, persönlich und örtlich zu orientieren und zu interagieren sowie Risiken und Gefahren, auch unter Beachtung von Aspekten des herausfordernden Verhaltens, zu erkennen?
- **Mobilität und Beweglichkeit**
  Inwieweit ist die pflegebedürftige Person in der Lage, sich frei und selbstständig innerhalb und außerhalb der Wohnung bzw. des Wohnbereichs, auch unter Beachtung von Aspekten des herausfordernden Verhaltens, zu bewegen?
- **Krankheitsbezogene Anforderungen und Belastungen**
  Inwieweit liegen krankheits- und therapiebedingte sowie für die Pflege und Betreuung relevante Einschränkungen bei der pflegebedürftigen Person vor?
- **Selbstversorgung**
  Inwieweit ist die Fähigkeit der pflegebedürftigen Person zur Körperpflege, zum Kleiden, zur Ernährung und zur Ausscheidung eingeschränkt?
- **Leben in sozialen Bereichen**
  Inwieweit kann die pflegebedürftige Person Aktivitäten im näheren Umfeld und im außerhäuslichen Bereich selbst gestalten?

- **Haushaltsführung** (für die ambulante Pflege) bzw. **Wohnen/Häuslichkeit** (für die stationäre Pflege) *Inwieweit kann die pflegebedürftige Person die Haushaltsführung (ambulant) bzw. das Wohnen und die Häuslichkeit (stationär) selbst durchführen?*

Hinweis zum Themenfeld »Mobilität und Beweglichkeit«

Mit »Mobilität« ist offensichtlich eher die selbstbestimmt und aktiv von der pflegebedürftigen Person praktizierte Beweglichkeit gemeint, während der Begriff »und Beweglichkeit« auch die passiven Bewegungsmöglichkeiten einschließen soll.

Spricht der zu Pflegende nicht, sind Angehörige und/oder Betreuer zu interviewen bzw. muss die Pflegefachkraft sich Antworten anhand der vorliegenden Unterlagen (insbesondere der biografischen Daten) erschließen. In der Anamnese ist nicht nur der aktuelle Stand interessant, sondern auch die vorherige (frühere) Pflegesituation. Relevant ist, »was konnte der zu Pflegende z. B. letzte Woche oder vor einem Monat noch…?«

Wichtig sind das **aktive Zuhören** (einschließlich der Berücksichtigung nonverbaler Signale von Mimik und Gestik der zu pflegenden Person) sowie die bedarfs- und tendenzorientierte Dokumentation. Grundsätzlich heißt das, dass sich die Pflegefachkraft bei der Dokumentation fragt, was die zu pflegende Person wirklich braucht und dass sie lediglich Tendenzen hinsichtlich der Verbesserung bzw. Verschlechterung des Pflegezustands dokumentiert.

Das **Assessment** (Risikoeinschätzung), das bislang oft zu einer unreflektierten Pflege führte, ist kein fremdbestimmtes und verpflichtendes Standardprogramm, sondern ein ergänzendes Hilfsmittel. Die Vordrucke (ab S. 82) sind also, wie bereits in den Vorauflagen dieses Fachbuchs, entsprechend des Fachvorbehalts der Pflegefachkraft anzuwenden und nicht verpflichtend. Bisher leider zu häufig schematisch getroffene Entscheidungen der Pflegefachkraft sehen dank der vereinfachten Pflegedokumentation mit dem vierschrittigem Strukturmodell (▶ **Abb. 2**) nun von der **vernünftigen und eigenverantwortlichen Einschätzung von Risiken und Evaluation der Pflegesituation** durch die individuelle Pflegefachkraft (Bezugspflegekraft) ab. Auch die Form und Verwendung von Ablauf- und Maßnahmenplänen sowie von Vorlagen zu pflegerischen Verlaufsberichten, Visiten und Evaluationen richten sich viel mehr nach dem Ermessen der zuständigen Pflegefachkraft. Damit soll erreicht werden, dass diese Schritte möglichst bewusst und effektiv und nicht unreflektiert aus blindem Gehorsam heraus erfolgen. Im Kontext der Themenfelder der SIS erfolgt ein erstes fachliches Risikoassessment (mit der sogenannten Matrix zur Risikoeinschätzung). Zur Erstellung der individuellen Maßnahmenplanung erfolgt die eigenverantwortliche **Plausibilitätskontrolle** (Sind die Inhalte/Risiken wirklich in den Themenfeldern wiederzufinden bzw. fehlen wichtige Inhalte?).

Die vereinfachte/entbürokratisierte Pflegedokumenation erfolgt angelehnt an das WHO-Modell nach einem vierschrittigen Pflegeprozess, der auf die Verschriftlichung von Ressourcen, Probleme und Ziele verzichtet und diese in der Praxis der Langzeitpflege als theoretischer Denkprozess deklariert. Die Unterlagen zum Strukturmodell sind online unter www.ein-step.de verfügbar.

SIS-Themenfelder mit Zuordnung der LA, ATL, A(B)EDL

Die Themenfelder (pflegerelevanten Kontextkategorien) schaffen einen praxistauglicheren Überblick. Sie verhindern eine zu theoretische Auseinandersetzung mit einer unnötigen Zerlegung der pflegebedürftigen Person in relativ streng vorgegebene und daher häufig zu unreflektiert angewandten Lebensaktivitäten, ATL und A(B)EDL.

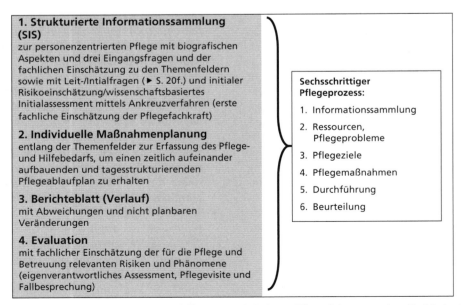

Abb. 2: Die Elemente des vierschrittigen Strukturmodells zur vereinfachten Pflegedokumentation (Beikirch et al., 2014) im Vergleich zum sechsschrittigen Pflegeprozess (Fiechter und Meier 1981)

Tab. 4: Zuordnung der SIS-Themenfelder

SIS-Themenfelder	Lebensaktivitäten, Aktivitäten des täglichen Lebens; Aktivitäten, (Beziehungen) und existenzielle Erfahrungen des Lebens [LA, ATL, A(B)EDL]
1. Kognition und Kommunikation	LA, ATL, A(B)EDL »Kommunizieren können« LA, A(B)EDL »Vitale Funktionen aufrecht erhalten können«
2. Mobilität und Beweglichkeit	LA, ATL, A(B)EDL »Sich bewegen können« LA, ATL, A(B)EDL »Für Sicherheit sorgen können«
3. Krankheitsbezogene Anforderungen und Belastungen	LA, A(B)EDL »Vitale Funktionen aufrecht erhalten können«, ATL »Atmen«, ATL »Regulieren der Körpertemperatur« LA, ATL, A(B)EDL »Für Sicherheit sorgen können« LA, A(B)EDL »Ruhen und Schlafen können«, ATL »Wachsein und Schlafen«
4. Selbstversorgung	LA »Sich sauber halten und kleiden können«, ATL »Sich waschen und kleiden«, A(B)EDL »Sich pflegen können, A(B)EDL »Sich kleiden können« LA, ATL, A(B)EDL »Essen und trinken können« LA, ATL, A(B)EDL »Ausscheiden können«
5. Leben in sozialen Beziehungen	LA, A(B)EDL »Soziale Bereiche des Lebens sichern können, ATL, A(B)EDL »Sich als Kind, Frau oder Mann fühlen und verhalten« LA »Sich situativ anpassen können«, ATL »Sinn finden«, A(B)EDL »Mit existenziellen Erfahrungen des Lebens umgehen« LA, A(B)EDL »Sich beschäftigen können«; ATL »Raum und Zeit gestalten können« LA, ATL, A(B)EDL »Für Sicherheit sorgen können«
6. Haushaltsführung bzw. Wohnen/Häuslichkeit	LA, ATL, A(B)EDL »Essen und trinken können« LA, ATL, A(B)EDL »Für Sicherheit sorgen können«

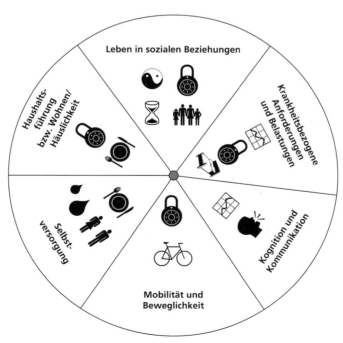

Abb. 3: SIS-Themenfelder mit den relevanten Lebensaktivitäten (nach Beikirch et al. 2014, ergänzt durch Henke 2015)

2 Formulierungshilfen zur Pflegeplanung nach Lebensaktivitäten, ATL/A(B)EDL

Formulierungshilfen können als standardisierte Vorlagen für die Pflegeplanung dienen. Sie ersetzen keinesfalls die individuelle Bezugspflege. Diese ist entsprechend der sechs Schritte der Pflegeplanung nach dem Pflegeprozess im Pflegeteam zu erörtern. Dazu wird zunächst die Pflegesituation des zu Pflegenden analysiert (Informationssammlung, Formulieren von Ressourcen und Pflegeproblemen). Bei der Verwendung von Formulierungshilfen ist es unwichtig, nach welchem Pflegemodell gearbeitet wird. Es kann sich also lediglich um ganzheitliche und für alle Pflegemodelle **individualisierbare Formulierungshilfen für personen**zentrierte Freischreibtexte und keineswegs um komplett vorgefertigte Planungen handeln.

Die Reihenfolge und Gliederung der Lebensaktivitäten spielt bis auf das Argument der erforderlichen Prioritäten-/Schwerpunktsetzung keine Rolle. Die Konzentration ausschließlich auf bevorzugte Aspekte widerspricht der ganzheitlichen Betrachtung der Menschenpflege und wird deren Individualität weniger gerecht. Darum werden hier die Systematiken der Lebensaktivitäten ATL/A(B)EDL sowie (ab S. 70) die SIS-Themenfelder berücksichtigt.

Vitale Funktionen aufrechterhalten können/Atmen/Regulieren der Körpertemperatur

Formulierungshilfen für Ressourcen

(Bitte jeweils individualisieren!)

☺ akzeptiert Hilfen

☺ akzeptiert Einschränkungen

☺ physiologische Atmung

☺ physiologische Puls- und Blutdruckwerte

☺ physiologische Körpertemperatur

☺ nimmt Wärme und Kälte wahr

☺ kennt die eigene körperliche Belastbarkeit

☺ ist kooperativ und teilt sich mit

☺ ist motiviert, etwas für seine Gesundheit zu tun

☺ hustet gut ab

☺ ist mobil

☺ ist orientiert (in Bezug auf: Zeit, Ort, Raum, Person und Situation)

☺ teilt Bedürfnisse und Befindlichkeiten mit

☺ ist einsichtig

☺ _____

☺ _____

Formulierungshilfen für Pflegeprobleme

(Bitte jeweils individualisieren und begründen!)

- ♀ hat erhöhten/erniedrigten Blutdruck
- ♀ hat Durchblutungsstörungen
- ♀ friert leicht/hat ständig kalte Füße
- ♀ Gefahr der Unterzuckerung/Überzuckerung
- ♀ leidet unter Sauerstoffmangel
- ♀ kann Bronchialsekret schlecht/nicht abhusten
- ♀ Pneumoniegefahr
- ♀ leidet unter starkem Auswurf
- ♀ hat Atemnot bei leichter Anstrengung
- ♀ Tachypnoe
- ♀ Bradypnoe
- ♀ Dyspnoe (Atemnot)
- ♀ Schonatmung (oberflächliche Atmung)
- ♀ Zyanose
- ♀ Beinödeme
- ♀ Aspirationsgefahr
- ♀ Nikotinabusus
- ♀ Sauerstoffmangel, benötigt Sauerstofftherapie
- ♀ benötigt Hilfe im Umgang mit der Trachealkanüle
- ♀ Tachykardie
- ♀ Bradykardie
- ♀ Hypotonie
- ♀ Hypertonie
- ♀ körperliche Schwäche aufgrund der verminderten Herzleistung
- ♀ mäßige/schwere Einschränkung des/der... (Organsystems/e) _____
- ♀ Funktionsausfall des/der... (Organsystems/e) _____
- ♀ Durchblutungsstörungen (Lokalisation/en angeben) _____
- ♀ Fieber
- ♀ gestörtes Temperaturempfinden
- ♀ starkes Schwitzen
- ♀ Bewusstseinsstörungen
- ♀ _____
- ♀ _____

Formulierungshilfen für Pflegeziele

(Bitte jeweils Evaluationsdaten angeben!)

- ruhige regelmäßige Atmung
- freie Atemwege
- intakte Atemschleimhaut
- ist ausreichend mit Sauerstoff versorgt
- frühzeitiges Erkennen von Veränderungen der: _____
- erleichtertes Atmen
- erleichtertes Abhusten, hustet Bronchialsekret gut ab
- gute Durchblutung der: _____
- Körpertemperatur < 37 °C
- das Fieber sinkt
- stabile (physiologische) Puls- und Blutdruckwerte
- schluckt physiologisch
- normalisierte Vitalwerte (z. B. Ruhepuls von 60–80/min)
- erkennt die Notwendigkeit der Maßnahmen
- Komplikationen werden frühzeitig vorgebeugt
- akzeptiert die Hilfe
- ist einsichtig
- friert nicht
- schwitzt nicht (weniger stark)
- _____
- _____

Formulierungshilfen für Pflegemaßnahmen

(Bitte inklusive »Wer/Wie/Was/Wann/ggf. Wo/Wie oft?«!)

- einfache Inhalation
- Medikamentenapplikation nach ärztlicher Anordnung
- Pneumonieprophylaxe
- Pulskontrolle
- Blutdruckkontrolle
- Temperaturkontrolle
- Atemkontrolle
- Bewusstseinskontrolle
- Orientierungshilfen geben
- Sauerstoffapplikation
- Absaugen des Nasen- und Rachenraums
- Absaugen durch Mund-, Nase- und Tracheostoma
- Kälte/Wärme anwenden

☞ physikalische Therapie/Wickel/Umschläge

☞ Raumtemperatur anpassen

☞ Kleidung anpassen

☞ beengende Kleidung entfernen

☞ ausreichende Flüssigkeitszufuhr

☞ atemstimulierende Einreibung

☞ atemunterstützende Lagerung, Haltung

☞ belebende Waschung

☞ beruhigende Waschung

☞ Oberkörperhochlagerung

☞ für Frischluft sorgen

☞ Abhusten unterstützen

☞ _____

☞ _____

Mögliche Verweise auf andere Lebensaktivitäten

- Für Sicherheit sorgen können

- Sich bewegen können

- Sich situativ anpassen können/Sich als Frau, Mann oder Kind fühlen

- Sich sauber halten und kleiden können/Sich waschen (pflegen) und kleiden

- Essen und trinken können

Hinweise aus den MDK-Richtlinien

Unter vitalen Funktionen sind in diesem Zusammenhang die Atmung, die Kreislauf- und die Wärmeregulation zu verstehen.

Merkmale	Graduierung/Einstufung
Keine Hilfsmittel und keine personelle Hilfe erforderlich	Grad 0 selbstständig
Aufrechterhaltung benötigt mehr Zeit (Mühe) als normal, ggf. auch unter selbstständiger Nutzung von Hilfsmitteln (z. B. Inhalationsgerät)	Grad 1 bedingt selbstständig
Aufrechterhaltung bereitet Beschwerden, ggf. rasche Ermüdbarkeit, daher personelle Hilfe (z. B. Medikamentenüberwachung/-gabe, Vibrax-O2-Gabe/Absaugen, Stehtraining/Durchbewegen der Extremitäten, Prophylaxe) erforderlich	Grad 2 teilweise unselbstständig
Ständige Abhängigkeit von personeller bzw. maschineller Hilfe (z. B. Beatmung)	Grad 3 unselbstständig

Sich situativ anpassen können/Sich als Frau, Mann oder Kind fühlen

Formulierungshilfen für Ressourcen

(Bitte jeweils individualisieren!)

☺ akzeptiert Hilfe

☺ will wieder gesund werden

☺ hat keine Angst

☺ ist positiv gestimmt

☺ hat Lebensmut

☺ ist offen für Menschen, geht auf Menschen zu

☺ hat Vertrauen

☺ nimmt Probleme wahr

☺ teilt Probleme mit

☺ ist kommunikativ

☺ kann mit Problemen umgehen

☺ akzeptiert Probleme

☺ spricht über Ängste und Sorgen

☺ ist an Neuem interessiert

☺ kann trauern

☺ findet Kraft und Halt im Gebet

☺ _____

☺ _____

Formulierungshilfen für Pflegeprobleme

(Bitte jeweils individualisieren und begründen!)

⚕ Unsicherheit, Unruhe

⚕ Äußerung von Angstgefühlen

⚕ Erregung, Panik

⚕ kann Krankheit/Behinderung nicht akzeptieren

⚕ leidet unter Verlust von: (Eigenständigkeit, Trennung von...) _____

⚕ fühlt sich abgeschoben

⚕ fühlt sich isoliert

⚕ vermisst: _____

⚕ unbewältigte Erlebnisse (Krieg, Hunger, Tod eines Kindes, Gewalt)

⚕ akzeptiert keine männlichen/weiblichen Pflegekräfte

⚕ verhält sich gegenüber dem anderen/gleichen Geschlecht nicht respektvoll

⚕ beeinträchtigte Anpassung

⚕ ist misstrauisch gegenüber: _____

⚕ gestörtes Selbstwertgefühl

- fühlt sich wertlos
- Depressionsgefahr
- depressive Verstimmung
- Gefahr einer selbst-/oder fremdgefährdenden Gewalttätigkeit
- Suizidgefahr
- geriatrische Assessmentskala > 5 Punkte (Depression)
- Ambivalenz
- affektive Störungen
- Wahnvorstellungen (religiöser Wahn, Verfolgungswahn, Verarmungswahn)
- macht sich Sorgen um: (Finanzen, Familie usw.) _____
- hat Schmerzen (chronisch/akut)
- hat Angst vor: (Tod, Krankheit, Einsamkeit, finanzieller Notlage usw.) _____
- sieht keinen Sinn im Leben
- ist in einer Glaubenskrise
- Verzweifelung, Resignation
- erschwertes Trauern
- _____
- _____

Formulierungshilfen für Pflegeziele

(Bitte jeweils Evaluationsdaten angeben!)

- äußert Wünsche
- freut sich über: _____
- hat Zukunftspläne
- ist zufrieden mit: _____
- effektive Schmerzlinderung (Schmerztherapie)
- ist schmerzfrei
- akzeptiert Hilfe
- findet Gleichgesinnte
- hat sich gut eingelebt
- spricht über Erlebnisse
- spricht über Ängste und Sorgen
- kennt adäquate Möglichkeiten, mit der Angst umzugehen
- kennt angstauslösende Faktoren und kann sie vermeiden
- fühlt sich sicher und angstfrei
- wird bei Bedarf von Psychotherapeuten unterstützt
- erhält Hilfsmittel zur Stärkung des Sicherheitsgefühls (Rufanlage, Notrufsystem)
- fühlt sich verstanden und akzeptiert
- ist abgelenkt
- die Krise ist entschärft

✤ akzeptiert Verlust/Trennung von: _____

✤ akzeptiert die Krankheit/Behinderung

✤ hat wieder Selbstwertgefühl

✤ hat Vertrauen

✤ findet Sinn im Leben

✤ nimmt den neuen Lebensabschnitt an

✤ fühlt sich ausgeglichen

✤ ist positiv(er) gestimmt

✤ _____

✤ _____

Formulierungshilfen für Pflegemaßnahmen

(Bitte inklusive »Wer/Wie/Was/Wann/ggf. Wo/Wie oft?«!)

☞ Entspannungsangebot

☞ Basale Stimulation®

☞ Besuche in die Heimat ermöglichen

☞ Friedhofsbesuch

☞ gemeinsames Gebet, kirchliche Veranstaltung

☞ Anleitung zur biografischen Selbstreflexion

☞ Gespräche und Kontaktpflege, Vertrauensaufbau

☞ Selbsthilfegruppen (soziale Kontakte fördern, nicht erzwingen)

☞ Angehörigenarbeit (über Warnsymptome aufklären, in die Maßnahmen einbeziehen)

☞ Einbeziehen der Angehörigen und Freunde

☞ Kontakt zur Seelsorge sicherstellen, ermöglichen

☞ Gespräche führen, aktives Zuhören

☞ über angstauslösende Faktoren informieren

☞ Nähe und Verständnis zeigen

☞ entspannende und ablenkende Maßnahmen anbieten

☞ über Unterstützungsmöglichkeiten (psychotherapeutische Hilfe) informieren

☞ über weitere Unterstützungsmöglichkeiten, z. B. Gesprächskreise, Selbsthilfegruppen, informieren

☞ _____

☞ _____

Mögliche Verweise auf andere Lebensaktivitäten

• Sich beschäftigen können/Raum und Zeit gestalten

• Kommunizieren können

• Sich bewegen können

- Vitale Funktionen aufrechterhalten können/Atmen/Regulieren der Körpertemperatur
- Soziale Bereiche des Lebens sichern können/Sinn finden/Mit existentiellen Erfahrungen umgehen

Hinweise aus den MDK-Richtlinien

»Sich situativ anpassen können« beinhaltet die Fähigkeit, sich auf wechselnde Anforderungen/Situationen einzustellen, wie z. B. Besuch/Alleinsein/Wechsel der Bezugsperson, Änderungen des üblichen Tagesablaufs, und sich in gegebenen Situationen adäquat zu verhalten, wie beispielsweise Wünsche zu äußern und Hilfe einzuholen, aber auch Ablehnungen deutlich zu machen.

Merkmale	Graduierung/Einstufung
Kann sich adäquat auf äußere Bedingungen und deren Veränderung einstellen	Grad 0 selbstständig
Benötigt mehr Zeit, um sich auf Veränderungen einzustellen	Grad 1 bedingt selbstständig
Ist nur bei Anleitung und/oder Hilfestellung in der Lage, sich entsprechend anzupassen/einzustellen	Grad 2 teilweise unselbstständig
Kann sich auf äußere Bedingungen und deren Veränderung nicht einstellen, bedarf ständiger Hilfe	Grad 3 unselbstständig

Für Sicherheit sorgen können

Formulierungshilfen für Ressourcen

(Bitte jeweils individualisieren!)

☺ meldet sich

☺ kann die Rufanlage bedienen

☺ fühlt sich sicher

☺ findet sich gut zurecht

☺ ist kompromissbereit

☺ kennt die Sturzrisiken

☺ kennt die Dekubitusrisiken

☺ erkennt die Selbst-/Fremdgefährdung

☺ ist über folgende spezielle Gefährdungen informiert: _____

☺ vertraut den Pflegenden

☺ vertraut den Hilfsmitteln

☺ ist zeitlich orientiert

☺ ist räumlich/örtlich orientiert

☺ ist zur Person orientiert

☺ ist zur Situation orientiert

☺ Entscheidungsfähigkeit vorhanden

☺ kann die Injektion selbstständig durchführen

☺ hat eine hohe Medikamenten-Compliance

☺ akzeptiert Sicherheitsmaßnahmen

☺ hat ein hohes Sicherheitsbedürfnis

☺ _____

☺ _____

Formulierungshilfen für Pflegeprobleme

(Bitte jeweils individualisieren und begründen!)

☿ kann Gefahren nicht einschätzen

☿ verirrt sich in der Einrichtung

☿ kann keine Entscheidungen treffen

☿ kann hinsichtlich _____ keine Entscheidungen treffen

☿ mäßige Demenz (lt. Mini-Mental-Test)

☿ erhebliche Demenz (lt. Mini-Mental-Test)

☿ findet sich räumlich nicht zurecht

☿ zeitliche/örtliche/persönliche und situative Orientierungsprobleme

☿ hat Bewusstseins-, Denk- und Wahrnehmungsstörungen

☿ Trugwahrnehmungen (Halluzinationen)

- Wahnvorstellungen, Wahnideen
- Hinlauftendenz
- braucht zur Sicherheit zeitweilig/ständig Bettseitenteile/Fixiergurte im Bett/am Stuhl
- Medikamenteneinnahme muss überwacht werden
- geringe Medikamenten-Compliance
- beeinträchtigte Haushaltsführung
- Infektionsgefahr
- erhöhte Sturzgefahr (nach Motilitätstest > 20 Punkte)
- Dekubitusgefahr
- Intertrigogefahr
- Thromboemboliegefahr
- Pneumoniegefahr
- Gefahr von Munderkrankungen
- Gefahr von Kontrakturen
- schwankende Blutzuckerwerte
- lehnt Hilfe ab
- unter-/überschätzt sich
- unsicheres Aufstehen, Gehen, Stehen
- kann Medikamente nicht beschaffen/nicht selbstständig einnehmen
- kann die Injektion nicht selbstständig durchführen
- sammelt/verweigert Medikamente
- erkennt Fremd-/Selbstgefährdung nicht
- ist suizidgefährdet
- kann aufgrund einer Sehbehinderung Gegenstände nicht erkennen
- kann den Tagesablauf nicht strukturieren
- benutzt vorhandene Hilfsmittel nicht
- kann sich nicht melden (kann die Rufanlage nicht bedienen)
- _____
- _____

Formulierungshilfen für Pflegeziele

(Bitte jeweils Evaluationsdaten angeben!)

- meldet sich
- kann die Rufanlage bedienen
- hat einen geregelten Tagesablauf
- kennt ihre/seine Belastungsgrenzen
- vertraut den Pflegekräften
- hat einen Betreuer
- hat eine Bezugsperson
- akzeptiert Sicherheitsmaßnahmen

🔥 erkennt die Gefahren

🔥 kennt die Sturzrisiken

🔥 minimierte, reduzierte Sturzgefahr

🔥 fühlt sich sicher

🔥 findet sich gut zurecht

🔥 Veränderungen werden frühzeitig erkannt

🔥 Komplikationen wird frühzeitig vorgebeugt

🔥 Sekundärerkrankungen werden vermieden

🔥 gewährleistete Medikamenteneinnahme

🔥 Medikamente werden nach ärztlicher Anordnung verabreicht

🔥 Selbst-/Fremdgefährdung wird/werden vermieden

🔥 Aggressionen werden vermieden

🔥 psychische Sicherheit

🔥 _____

🔥 _____

Formulierungshilfen für Pflegemaßnahmen

(Bitte inklusive »Wer/Wie/Was/Wann/ggf. Wo/Wie oft?«!)

☞ Kontrollgang

☞ Veränderungen melden

☞ Gespräche führen

☞ Bezugspflege

☞ Betreuung initiieren

☞ Kontakt zum Betreuer aufnehmen

☞ beim Gehen begleiten

☞ Sturzprophylaxe (z. B. Bettseitenteile/mit Einverständnis bzw. richterl. Genehmigung)

☞ Fixierungen (mit Einverständnis bzw. richterl. Genehmigung)

☞ Toilettensitzerhöhung

☞ Nachtlicht

☞ Medikamente vorbereiten

☞ Medikamente verteilen

☞ Medikamenteneinnahme überwachen

☞ Augentropfen und -salben einbringen

☞ Behandlung oberflächlicher Wunden

☞ Behandlung primär heilender Wunden

☞ Behandlung sekundär heilender Wunden

☞ Behandlung des Ulcus cruris

☞ Dekubitusbehandlung Grad I und II

☞ Dekubitusbehandlung Grad III und IV

☞ Blutzuckerbestimmung

☞ Gewichtskontrolle

☞ subkutane Injektion

☞ intramuskuläre Injektion (n.v. Hochstetter)

☞ Infusionen (Vorbereitung, Überwachung)

☞ Verbandwechsel bei Punktionsstellen

☞ Verbandwechsel bei PEG

☞ hygienisches Arbeiten

☞ Gespräche führen, Zuwendung

☞ Einschalten des psychosozialen Dienstes

☞ Orientierungshilfen geben, Realitätsorientierung

☞ Validation, Wertschätzung

☞ Beschäftigung

☞ Basale Stimulation®

☞ _____

☞ _____

Mögliche Verweise auf andere Lebensaktivitäten

- Sich bewegen können
- Sich situativ anpassen können/Sich als Frau, Mann oder Kind fühlen
- Vitale Funktionen aufrechterhalten können/Atmen/Regulieren der Körpertemperatur
- Soziale Bereiche des Lebens sichern können/Sinn finden/Mit existentiellen Erfahrungen umgehen
- Sich beschäftigen können/Raum und Zeit gestalten

Hinweise aus den MDK-Richtlinien

Die Lebensaktivität »Für Sicherheit sorgen können« beinhaltet: Gefahrensituationen einzuschätzen, ggf. Hilfe anzufordern sowie über allgemeine Orientierungs-/Entscheidungsfähigkeiten zu verfügen.

Merkmale	Graduierung/Einstufung
Kann mit Risiken situationsgerecht umgehen und diese entsprechend bewältigen	Grad 0 selbstständig
Nach Elimination bzw. Reduktion von voraussehbaren Risiken durch sachliche Vorsorgemaßnahmen ist die Sicherheit gewährleistet	Grad 1 bedingt selbstständig
Die Sicherheit ist nur durch zeitweilige/teilweise personelle Hilfe gewährleistet, lässt zeitweilig Sicherheitsmaßnahmen gegen sich und andere Personen außer Acht oder kann akute Risiken nicht einschätzen bzw. bewältigen	Grad 2 teilweise unselbstständig
Dauernde Hilfe notwendig	Grad 3 unselbstständig

Sich bewegen können

Formulierungshilfen für Ressourcen

(Bitte jeweils individualisieren!)

☺ kann sich selbst bewegen

☺ kann gehen

☺ kann stehen

☺ kann sitzen

☺ kann Treppen steigen

☺ kann sich hinsetzen

☺ kann sich hinlegen

☺ kann das Hilfsmittel _____ zum Bewegen benutzen

   (z. B. Stock, Rollator, Rollstuhl)

☺ geht gern spazieren

☺ mag körperliche Betätigungen (Sport, Gymnastik)

☺ akzeptiert die Bewegungsübungen

☺ ist orientiert

☺ ist motiviert

☺ kann mithelfen

☺ kann sich mitteilen

☺ akzeptiert Hilfestellungen

☺ kann das Hilfsmittel (unter Anleitung) benutzen

☺ _____

☺ _____

Formulierungshilfen für Pflegeprobleme

(Bitte jeweils individualisieren und begründen!)

⚕ Bewegungseinschränkung aufgrund: _____

⚕ kann nicht allein gehen

⚕ kann nicht allein stehen

⚕ kann nicht allein sitzen

⚕ kann nicht allein Treppen steigen

⚕ kann die Position im Bett nicht allein verändern

⚕ ist kontinuierlich bettlägerig

⚕ Risikofaktoren für Kontrakturen vorhanden

⚕ Risikofaktoren für Dekubitus vorhanden (siehe Bradenskala)

⚕ geringes Dekubitusrisiko (Bradenskala 18–15 Punkte)

⚕ mittleres Dekubitusrisiko (Bradenskala 14–13 Punkte)

⚕ hohes Dekubitusrisiko (Bradenskala 12–10 Punkte)

- ❦ sehr hohes Dekubitusrisiko (Bradenskala 9–6 Punkte)
- ❦ kann Lagewechsel nicht allein durchführen
- ❦ kann Transfer zum/zur _____ nicht allein durchführen
- ❦ Amputation von: _____
- ❦ Hemiparese (rechts/links)
- ❦ Hemiplegie (rechts/links)
- ❦ Tetraplegie
- ❦ Paralyse der: _____
- ❦ Paraplegie der: _____
- ❦ eingeschränkte oder fehlende Gelenkbeweglichkeit
- ❦ Kontraktur, beugt/streckt folgende Extremität/en: _____ nur _____ Grad
- ❦ Spastik
- ❦ Muskelverhärtungen
- ❦ Koordinierungsstörungen bei Bewegungen
- ❦ übersteigerter Bewegungsdrang
- ❦ Gleichgewichtsstörungen
- ❦ kann Hilfsmittel nicht selbstständig anwenden
- ❦ geht unsicher, hat Angst zu stürzen
- ❦ Kraftlosigkeit
- ❦ Bewegungsarmut (Akinese)
- ❦ Steifigkeit, Zahnradphänomen (Rigor)
- ❦ zittert bei Bewegungen, Pillendreh-/Geldzählphänomen (Tremor)
- ❦ keine Eigenbewegungen mehr vorhanden
- ❦ _____
- ❦ _____

Formulierungshilfen für Pflegeziele

(Bitte jeweils Evaluationsdaten angeben!)

- ❧ bewegt sich sicher
- ❧ erhält oder verbessert seine Beweglichkeit
- ❧ akzeptiert die erforderliche Unterstützung
- ❧ ist selbstsicher
- ❧ ist motiviert
- ❧ kann vor dem Bett stehen
- ❧ liegt bequem
- ❧ kann sich im Bett umdrehen
- ❧ kann den Transfer mit Unterstützung durchführen
- ❧ führt den Transfer selbstständig durch
- ❧ kann Hilfsmittel selbstständig anwenden
- ❧ geht mit Hilfe (Rollator, Gehstutzen) selbstständig

🖐 sitzt, steht und geht mit Hilfe

🖐 sitzt, steht und geht ohne Hilfe

🖐 bewegliche Gelenke

🖐 geht sicher und angstfrei

🖐 führt Positionswechsel mit Unterstützung durch

🖐 führt Positionswechsel selbstständig durch

🖐 intakte Haut

🖐 kann _____ ohne Einschränkung bewegen

🖐 Durchblutungsförderung

🖐 Förderung des venösen Blutrückflusses

🖐 ist/bleibt frei von Folgeschäden (z. B. Thrombose, Dekubitus, Pneumonie)

🖐 _____

🖐 _____

Formulierungshilfen für Pflegemaßnahmen

(Bitte inklusive »Wer/Wie/Was/Wann/ggf. Wo/Wie oft?«!)

☞ Bewegungsanalyse durchführen und dokumentieren

☞ Aufstehen/Zu-Bett-gehen/Anleitung bzw. Beaufsichtigung

☞ Aufstehen/Zu-Bett-gehen/Übernahme

☞ Aufstehen/Zu-Bett-gehen/Unterstützung

☞ Transfer/Anleitung bzw. Beaufsichtigung

☞ Transfer/Übernahme

☞ Transfer/Unterstützung

☞ Betten/Lagern

☞ Dekubitusprophylaxe

☞ Kontrakturprophylaxe

☞ Thromboembolieprophylaxe

☞ Gehübungen

☞ Lagern im Stuhl

☞ Stehen/Anleitung bzw. Beaufsichtigung

☞ Stehen/Übernahme

☞ Stehen/Unterstützung

☞ entstauende Lagerung

☞ Kompressionsstrümpfe anziehen

☞ Kompressionsverband anlegen

☞ passive Bewegungsübungen

☞ aktive Bewegungsübungen

☞ resistive Bewegungsübungen

☞ Bereitstellen geeigneter Hilfsmittel: _____

☞ Erklären/Anleiten geeigneter Hilfsmittel: _____

☞ Lagerungswechsel (Lagerungsplan)

☞ Mikrostimulation (Bewegungsplan)

☞ Lagerung in Funktionsstellung

☞ _____

☞ _____

Mögliche Verweise auf andere Lebensaktivitäten

- Vitale Funktionen aufrechterhalten können/Atmen/Regulieren der Körpertemperatur

- Für Sicherheit sorgen können

- Sich sauber halten und kleiden können/Sich waschen (pflegen) und kleiden

- Soziale Bereiche des Lebens sichern können/Sinn finden/Mit existentiellen Erfahrungen umgehen

Hinweise aus den MDK-Richtlinien

Zu der Lebensaktivität »Sich bewegen können« gehören nach den Richtlinien des MDK die geistige und körperliche Fähigkeit, sich zweckgerichtet und sicher zu bewegen. Es ist möglich, alle Lebensaktivitäten durch die dazu erforderliche Bewegung durchzuführen.

Merkmale	Graduierung/Einstufung
Bewegung ist ohne Einschränkung möglich	Grad 0 selbstständig
Bewegung ist erschwert, unsicher oder verlangsamt, kann jedoch mit Hilfsmitteln selbstständig erfolgen, wie z. B. Rollstuhl/Gehhilfen sowie Hilfsmitteln zur selbstständigen Lebensführung	Grad 1 bedingt selbstständig
Für Bewegung ist (ggf. neben dem Hilfsmittel) eine personelle Hilfe zeitweise/teilweise notwendig, z. B. für das Drehen im Bett	Grad 2 teilweise unselbstständig
Zur Bewegung ist ständige personelle Hilfe erforderlich	Grad 3 unselbstständig

◆◆ Sich sauber halten und kleiden können/Sich waschen (pflegen) und kleiden

Formulierungshilfen für Ressourcen

(Bitte jeweils individualisieren!)

☺ wählt die Kleidung selbst aus

☺ kleidet sich angemessen

☺ kann Verschlüsse (Knöpfe, Reißverschluss) handhaben

☺ kann die Kleidung über den Kopf ziehen

☺ kann die Kleidung über die Füße ziehen

☺ kann unter Anleitung mithelfen

☺ kann die Mund- und Zahnpflege selbstständig durchführen

☺ trocknet sich selbstständig ab

☺ achtet auf ihren/seinen Hautzustand

☺ legt Wert auf ihr/sein Äußeres

☺ ist einsichtig

☺ akzeptiert Hilfe

☺ ist kooperativ

☺ ist orientiert (in Bezug auf: Zeit, Ort, Raum, Person und Situation)

☺ kann sich mitteilen (verbal und/oder nonverbal über Gestik und Mimik)

☺ hat ein gesundes Schamgefühl

☺ hat ein intaktes Wärme-/Kälteempfinden

☺ _____

☺ _____

Formulierungshilfen für Pflegeprobleme

(Bitte jeweils individualisieren und begründen!)

♀ Gefahr der sozialen Ausgrenzung aufgrund des ungepflegten Allgemeinzustands

♀ Gefahr der sozialen Ausgrenzung aufgrund des unangenehmen Körpergeruchs

♀ verschmutzte Haut, ungepflegte Haare, schmutzige Zehen- und Fingernägel

♀ fehlende (ungenügende) Gesichtsrasur

♀ ungepflegte Zähne

♀ Hautdefekte, Hautveränderungen (siehe Wundprotokoll)

♀ Juckreiz

♀ Schuppenbildung

♀ Rötungen

♀ Schwellungen

♀ Ödeme

♀ Hautparasiten

♀ Verlust der Selbstständigkeit

- Hilfebedarf[1] beim Waschen, Duschen, Baden
- Hilfebedarf[1] bei der Rasur
- Hilfebedarf[1] bei der Intimpflege
- Hilfebedarf[1] bei der Hautpflege
- Hilfebedarf[1] bei der Ohren-, Nasen- und Augenpflege
- Hilfebedarf[1] bei der Mund-, Zahn- und Prothesenpflege
- lockerer Prothesensitz aufgrund einer Ober-/Unterkieferverformung
- neigt zu starkem Schwitzen
- kann die Kleidung nicht über den Kopf ziehen
- kann die Kleidung nicht über die Füße ziehen
- kann Verschlüsse (Knöpfe, Reißverschluss) nicht handhaben
- fehlende Einsicht für notwendigen Wäschewechsel
- braucht Hilfe bei der Auswahl der Kleidung
- Kleidung entspricht nicht den Witterungsverhältnissen
- Kleidung passt nicht, ist unvollständig, unzureichend oder wahllos verwendet
- Kleidungsstücke sind defekt, verschmutzt
- entkleidet sich öfter (wegen Desorientiertheit)
- Fehlen der Privatsphäre
- Waschzwang
- _____
- _____

Formulierungshilfen für Pflegeziele

(Bitte jeweils Evaluationsdaten angeben!)

- ist gepflegt und sauber
- ist/bleibt frei von Folgeschäden
- akzeptiert die erforderliche Unterstützung
- kann sich mit Unterstützung selbst pflegen
- hilft bei der Pflege mit
- lässt sich gut anleiten
- kann mit Hilfsmitteln umgehen
- hat eine angepasste, saubere und intakte Zahnprothese
- fühlt sich in seiner Selbstständigkeit unterstützt
- findet Berücksichtigung seiner Gewohnheiten
- ist zufrieden mit ihrer/seiner Kleidung
- ist angemessen gekleidet
- pflegt sich selbstständig
- trocknet sich selbstständig ab

---

1 Bei »Hilfebedarf« ist zu benennen, worin dieser besteht!

👍 fühlt sich frisch

    👍 trägt angemessene saubere Kleidung

    👍 intakte Haut

    👍 erkennt die Notwendigkeit der Pflege

    👍 gepflegte Fuß- und Fingernägel

    👍 _____

    👍 _____

Formulierungshilfen für Pflegemaßnahmen

(Bitte inklusive »Wer/Wie/Was/Wann/ggf. Wo/Wie oft?«!)

☞ Plan für Hilfebedarf erstellen

☞ Waschen (Ganzkörperwäsche, Teilwäsche, Ober- und/oder Unterkörper, Hände, Gesicht, Haare usw.)

☞ Hilfsmittel nach Bedarf beschaffen und bereitstellen

☞ Hilfestellung dem Grad der Selbstständigkeit anpassen

☞ auf kontinuierliche psychosoziale Betreuung achten

☞ zur selbstständigen Durchführung der Körperpflege anleiten bzw. beaufsichtigen

☞ zum sinnvollen Gebrauch von Hilfsmitteln anleiten bzw. beaufsichtigen

☞ über mögliche Hilfsmittel zur Körperpflege und Wege zu deren Beschaffung beraten

☞ Basale Stimulation®

☞ Creme/Salbe verwenden

☞ Duschen/Anleitung bzw. Beaufsichtigung

☞ Duschen/Übernahme

☞ Duschen/Unterstützung

☞ Frisieren/Kämmen/Anleitung bzw. Beaufsichtigung

☞ Frisieren/Kämmen/Unterstützung

☞ Ganzkörperwaschung am Waschbecken/Anleitung bzw. Beaufsichtigung

☞ Ganzkörperwaschung am Waschbecken/Übernahme

☞ Ganzkörperwaschung am Waschbecken/Unterstützung

☞ Ganzkörperwaschung im Bett

☞ Armbad

☞ Fußbad

☞ Haare waschen und frisieren

☞ Hautpflege/Beratung

☞ Intertrigoprophylaxe (Hautpflege mit patienten-/bewohnereigener Lotion)

☞ Mund-, Zahn- und Prothesenpflege/Anleitung bzw. Beaufsichtigung

☞ Mund-, Zahn- und Prothesenpflege/Übernahme

☞ Mund-, Zahn- und Prothesenpflege/Unterstützung

☞ spezielle Mundpflege

☞ Nagelpflege

☞ Rasieren/Anleitung bzw. Beaufsichtigung

☞ Rasieren/Übernahme

☞ Rasieren/Unterstützung

☞ Teilbad

☞ Teilkörperpflege am Waschbecken/Anleitung bzw. Beaufsichtigung

☞ Teilkörperpflege am Waschbecken/Übernahme

☞ Teilkörperpflege im Bett

☞ Vollbad

☞ Ankleiden/Anleitung bzw. Beaufsichtigung

☞ Ankleiden/Übernahme

☞ Ankleiden/Unterstützung

☞ Auskleiden/Anleitung bzw. Beaufsichtigung

☞ Auskleiden/Übernahme

☞ Auskleiden/Unterstützung

☞ Kleidung richten

☞ Gewohnheiten beibehalten

☞ aktivierende Pflege, Anleiten zur Selbstständigkeit

☞ _____

☞ _____

Mögliche Verweise auf andere Lebensaktivitäten

- Sich bewegen können

- Vitale Funktionen aufrechterhalten können/Atmen/Regulieren der Körpertemperatur

- Soziale Bereiche des Lebens sichern können/Sinn finden/Mit existentiellen Erfahrungen umgehen

- Sich situativ anpassen können/Sich als Frau, Mann oder Kind fühlen

- Sich beschäftigen/Raum und Zeit gestalten

Hinweise aus den MDK-Richtlinien

Zur Lebensaktivität »Sich sauber halten und kleiden können« gehören die geistige und körperliche Fähigkeit, seine Körperpflege durchzuführen und sich den situativen und klimatischen Erfordernissen entsprechend zu kleiden.

Merkmale	Graduierung/Einstufung
Selbstständige und situationsgerechte Entscheidung über Art und Weise von Körperpflege/Kleidung sowie Ausführung dieser Tätigkeiten	Grad 0 selbstständig
Benötigt mehr Zeit und/oder ist mit Hilfsmitteln in der Lage, die Verrichtungen sicher durchzuführen (z. B. Badewannenlifter, Anziehhilfen)	Grad 1 bedingt selbstständig
Benötigt zeit-/teilweise Hilfe für die Körperpflege und/oder das An-/Auskleiden. Kann z. B. die eigene Körperpflege nicht vollständig/regelmäßig übernehmen, die Reihenfolge des Anziehens nicht einhalten, die Erforderlichkeit von Körperpflege nicht erkennen	Grad 2 teilweise unselbstständig
Eigene Körperpflege und/oder das selbstständige Kleiden kann nicht durchgeführt werden, es ist ständige personelle Hilfe erforderlich	Grad 3 unselbstständig

🍽 Essen und trinken können

Formulierungshilfen für Ressourcen

(Bitte jeweils individualisieren!)

☺ nimmt seine Abhängigkeit beim Essen und Trinken wahr

☺ teilt seine Schwierigkeiten beim Essen und Trinken mit

☺ kann mit Schwierigkeiten beim Essen und Trinken umgehen

☺ akzeptiert die Unterstützungen beim Essen und Trinken

☺ Idealgewicht, Normalgewicht

☺ sieht ein, dass sie/er essen und trinken muss

☺ isst und trinkt unter Anleitung

☺ sieht die Notwendigkeit einer Diät ein

☺ möchte Mahlzeiten in der Gemeinschaft einnehmen

☺ hält sich an den Flüssigkeitsplan

☺ hält sich an die Diät

☺ isst und trinkt gerne

☺ hat normalen Appetit

☺ Lieblingsgerichte sind: _____

☺ isst und trinkt selbstständig

☺ kann schluckweise trinken

☺ setzt Hilfsmittel selbstständig ein

☺ _____

☺ _____

Formulierungshilfen für Pflegeprobleme

(Bitte jeweils individualisieren und begründen!)

⚕ Appetitlosigkeit, unzureichende Nahrungszufuhr

⚕ verändertes bzw. fehlendes Geschmacksempfinden

⚕ einseitige, vitaminarme Ernährung

⚕ erhöhter Energiebedarf (z. B. aufgrund einer Stoffwechselstörung)

⚕ mangelndes Durstgefühl

⚕ Körpergewicht liegt nach der Broca-Formel mit 10–20 über dem Idealgewicht (BMI > 26)

⚕ Adipositas (Übergewicht)

⚕ Kachexie (Untergewicht)

⚕ falsche Ernährungsgewohnheiten, gestörtes Essverhalten

⚕ Bewegungsmangel

⚕ Verwirrtheit

⚕ Risiko für Unterernährung (nach Mini-Nutritional-Assessment 17–23,5 Punkte)

⚕ Unterernährung (nach Mini-Nutritional-Assessment < 17 Punkte)

- ♀ mäßiger/deutlich reduzierter Ernährungszustand
- ♀ Nahrungsmittelallergie
- ♀ Nahrungsmittelunverträglichkeit
- ♀ Schonkost
- ♀ gestörtes Essverhalten
- ♀ fehlende Einsicht, fehlende Motivation
- ♀ vermehrte Harnausscheidung nach Entwässerungsbehandlung (Diurese)
- ♀ erhöhter Flüssigkeitsverlust infolge Diarrhö, Erbrechen, Fieber
- ♀ körperliche/geistige Unfähigkeit Nahrung zu besorgen, zu bereiten und einzunehmen
- ♀ sieht die Notwendigkeit von Essen und Trinken nicht ein
- ♀ sieht die Notwendigkeit einer Diät nicht ein
- ♀ Speichel oder Essensreste fließen aus dem Mund
- ♀ Ansammlung von Speiseresten in den Backentaschen und am Gaumen
- ♀ ungenügende Beiß- und Saugreflexe
- ♀ Mund wird nicht geöffnet, Essen und Trinken werden verweigert
- ♀ isst sehr langsam
- ♀ kann nicht essen/trinken
- ♀ mundgerechte Zubereitung der Nahrung ist erforderlich
- ♀ häufiges Verschlucken, Husten, Würgen
- ♀ Schmerzen beim Schlucken
- ♀ Aspirationsgefahr
- ♀ Schluckstörungen
- ♀ Kaustörungen
- ♀ kann sich Nahrung aufgrund von _____ nicht selbst zubereiten
- ♀ teilweise/vollständige Abhängigkeit der Versorgung mittels Sonde/PEG
- ♀ teilweise/vollständige Abhängigkeit bei Sondenkost (kombiniert mit oraler Ernährung)
- ♀ Unterstützung und Überwachung einer ausreichenden Flüssigkeitsaufnahme
- ♀ leidet unter häufigem Erbrechen
- ♀ Vergiftungswahn
- ♀ _____
- ♀ _____

Formulierungshilfen für Pflegeziele

(Bitte jeweils Evaluationsdaten angeben!)

- ♨ akzeptiert die erforderliche Unterstützung
- ♨ kann mit Hilfsmitteln umgehen
- ♨ benutzt Hilfsmittel (Essbesteck, Trinkbecher, Strohhalm)
- ♨ befindet sich in einem angemessenen Kräfte- und Ernährungszustand
- ♨ äußert sich zufrieden über das Essen und Trinken
- ♨ nimmt ausreichend Flüssigkeit zu sich (1,5–2 Liter pro Tag)

- hat keinen Durst oder Anzeichen von Austrocknung
- befindet sich in einem angemessenen Ernährungs-, Kräfte- und Gesundheitszustand
- akzeptiert und versteht die erforderlichen Maßnahmen
- hält sich an die Diät
- ist einsichtig
- hat Appetit
- trinkt selbstständig/unter Anleitung bzw. Beaufsichtigung
- isst selbstständig/unter Anleitung bzw. Beaufsichtigung
- bestellt Lieblingsgerichte
- nimmt an Gewicht zu bzw. kann das Gewicht halten
- nimmt an Gewicht ab bzw. kann das Gewicht halten
- äußert individuelle Wünsche bzgl. der Kost
- zeigt positive Veränderungen bei den Essgewohnheiten
- angemessenes Körpergewicht (▶ BMI S. 47)
- Normalgewicht (▶ BMI S. 47)
- hat einen angemessenen Ernährungs- und Kräftezustand
- kann die angebotenen Speisen und Getränke schlucken
- kaut und schluckt physiologisch
- ist in einem guten Allgemein- und Ernährungszustand
- Sekundärerkrankungen wird vorgebeugt
- frühzeitiges Erkennen von Veränderungen
- _____
- _____

Formulierungshilfen für Pflegemaßnahmen

(Bitte inklusive »Wer/Wie/Was/Wann/ggf. Wo/Wie oft?«!)

- ☞ mundgerechte Zubereitung der Nahrung
- ☞ Hilfestellung und Anleitung bei der Nahrungsaufnahme (z. B. durch Handführung) bzw. Beaufsichtigung
- ☞ Unterstützung und Anleitung beim Trinken (z. B. durch Handführung) bzw. Beaufsichtigung
- ☞ Nahrungsaufnahme/Anleitung bzw. Beaufsichtigung
- ☞ Nahrungsaufnahme/Übernahme
- ☞ Nahrungsaufnahme/Unterstützung
- ☞ Zwischenmahlzeit reichen
- ☞ Zusatznahrung (Aufbaukost) anbieten
- ☞ Wunschkost anbieten
- ☞ Bereitstellen von Ess- und Trinkhilfen
- ☞ zum Gebrauch von Ess- und Trinkhilfen anleiten bzw. dabei beaufsichtigen
- ☞ Mundpflege nach der Nahrungsaufnahme
- ☞ Nahrungsmittel nach Erfordernis beschaffen
- ☞ Nahrungsmittelmenge und -größe den Bedürfnissen des Betroffenen anpassen

☞ Anleitung und Beratung beim Zubereiten der Nahrung

☞ über zuliefernde Dienste und weitere Hilfsangebote informieren

☞ Gewichtskontrollen durchführen

☞ Ernährungsgewohnheiten ermitteln

☞ Vitalzeichenkontrolle

☞ Befinden und Störungen erfragen und einschätzen

☞ Trinkgewohnheiten erfragen

☞ Dehydratationsprophylaxe

☞ Ein- und Ausfuhrkontrollen (Flüssigkeitsbilanzierung)

☞ Trinkhilfen anbieten (z. B. Strohhalm, Becher mit erhöhtem Aufsatz)

☞ ausreichend mit Getränken versorgen und diese in Reichweite stellen

☞ regelmäßig an das Trinken erinnern und dazu ermuntern

☞ Ausführen ärztlicher Anordnungen (z. B. Infusionen)

☞ Appetit beobachten

☞ Flüssigkeitsgabe über die Sonde in Bolusgabe

☞ Flüssigkeitsgabe über die Sonde mittels Schwerkraft/Pumpe

☞ Sondenernährung in Bolusgabe

☞ Sondenernährung mittels Schwerkraft/Pumpe

☞ Kau- und Schluckakt sowie die Atmung beobachten

☞ Übungen zur Stimulation des Schluckreflexes

☞ Trinkversuche mit Wasser und/oder dickflüssigen Getränken

☞ bei der Nahrungsaufnahme anwesend sein

☞ rutschfeste Teller mit hohem Rand, Besteck und Trinkbecher mit Griffverstärkung

☞ Speisen warm halten

☞ nur wenig Nahrung auf den Löffel nehmen, nach jedem Bissen schlucken lassen

☞ Schluckakt anregen (z. B. mit der Hand vom Kinn abwärts den Hals entlangstreichen)

☞ Inspektion und Beurteilung von Mund- und Rachenraum

☞ Wissensstand über Ernährung überprüfen

☞ Anleitung des Betroffenen und Vermittlung von Informationen bei Wissensdefizit bzgl. des Flüssigkeitsbedarfs (Ernährungsberatung einleiten)

☞ _____

☞ _____

Mögliche Verweise auf andere Lebensaktivitäten

• Vitale Funktionen aufrechterhalten können/Atmen/Regulieren der Körpertemperatur

• Ausscheiden können

• Sich beschäftigen können/Raum und Zeit gestalten

• Soziale Bereiche des Lebens sichern können/Sinn finden/Mit existentiellen Erfahrungen umgehen

BMI = Body-Mass-Index-Beurteilung des Körpergewichtes nach dieser Formel: (Körpergewicht in kg)/(Körperlänge in Metern)^2 [Normwert: BMI 18,5–24,9].

Als weitere Kriterien zur Beurteilung des Körpergewichtes gelten

a) der Bauchumfang: Bei Frauen steigt z. B. bei einem Bauchumfang von > 88 cm (bei Männern > 102 cm) das Risiko für Zivilisationserkrankungen.

b) die Kontrolle der Körperfett-Verteilung mittels bioelektrischer Impedanzmessung (Wechselstromwiderstand) [Normwert: Frauen: 24–29 %, Männer 19–24 %. Diese Werte des Körperfettes (für 30- bis 40-jährige Frauen und Männer) schwanken im jugendlichen Alter um etwa minus 2 % bzw. mit steigendem Alter um etwa plus 2 %].

Hinweise aus den MDK-Richtlinien

Zur Lebensaktivität »Essen und trinken können« gehören die geistige und körperliche Fähigkeit zu essen und zu trinken, d. h. eine bedarfs- und zeitgerechte Auswahl der Menge und der Zusammensetzung der Nahrung, die Vorbereitung der Nahrungsaufnahme (z. B. Körperhygiene, angemessene Körperhaltung) sowie die Nachbereitung der Nahrungsaufnahme (Mundhygiene) vorzunehmen.

Merkmale	Graduierung/Einstufung
Bedarfsgerechte Entscheidung und Realisierung der Nahrungsaufnahme erfolgt selbstständig	Grad 0 selbstständig
Isst selbstständig, braucht mehr Zeit und/oder Hilfsmittel (z. B. Schnabeltasse, Trinkhalm, Antirutschfolie, spezielles Besteck und/oder Geschirr, selbstständige Handhabung der Sondenernährung)	Grad 1 bedingt selbstständig
Braucht zeit-/teilweise Hilfe beim Essen und Trinken sowie bei der mundgerechten Zubereitung und/oder bei der Nahrungsaufnahme	Grad 2 teilweise unselbstständig
Ernährung kann nur unter ständiger personeller Hilfe erfolgen, wie z. B. Aufforderung zur Nahrungsaufnahme, ständiges Erinnern, Anleiten, Führen der Hand zum Mund, Eingeben von Nahrung	Grad 3 unselbstständig

Ausscheiden können

Formulierungshilfen für Ressourcen

(Bitte jeweils individualisieren!)

☺ nimmt Ausscheidungsprobleme wahr

☺ teilt Ausscheidungsprobleme mit

☺ kann mit den Schwierigkeiten bei der Ausscheidung umgehen

☺ akzeptiert Unterstützung und Hilfen bei der Ausscheidung

☺ Kontinenzprofil (▶ S. 53): _____ (un-/abhängig/erreicht/kompensiert)

☺ kann Toilette/Toilettenstuhl selbstständig benutzen

☺ regelmäßig willkürlich weicher Stuhlgang

☺ Urinausscheidung > 1000 ml/Tag

☺ benutzt Hilfsmittel selbstständig

☺ trinkt ausreichend

☺ geht selbstständig zur Toilette

☺ meldet sich rechtzeitig vor dem Toilettengang

☺ Kontinenz

☺ akzeptiert Hilfen

☺ akzeptiert das Blasenentleerungstraining

☺ ist orientiert

☺ ist mobil

☺ ist einsichtig

☺ intakte Haut

☺ _____

☺ _____

Formulierungshilfen für Pflegeprobleme

(Bitte jeweils individualisieren und begründen!)

♀ kann Toilette/Toilettenstuhl nicht selbstständig benutzen (benötigt Hilfe)

♀ benötigt Hilfe bei der Benutzung von Steckbecken/Urinflasche

♀ Belastungsinkontinenz (Stressinkontinenz, unzureichender Blasenverschluss, Muskelschwäche)

♀ Dranginkontinenz (Urgeinkontinenz, Reizblase)

♀ Reflexinkontinenz (neurogene Störung, fehlender Harndrang)

♀ Überlaufinkontinenz (Harnträufeln ohne Harndrang)

♀ ist urininkontinent (Inkontinenzart: _____ Stadium: _____)

♀ ist stuhlinkontinent (Stadium: _____)

♀ benötigt Hilfsmittel zur Ausscheidung: _____

♀ (Inkontinenzmaterial, Steckbecken, Urinflasche, Toilettenstuhl, Urinalkondom)

♀ Abgang kleiner Urinmengen ohne Harndrang

♀ Urinabgang beim Husten, Pressen, Niesen und schweren Heben (Stadium 1^1)

♀ Urinabgang beim Stehen, Bewegen, Aufstehen (Stadium 2^1)

♀ Urinabgang im Liegen (Stadium 3^1)

♀ Drucksteigerung im Bauchraum durch Lachen, Husten usw.

♀ plötzlicher starker Harndrang mit sofortigem unfreiwilligem Urinabgang im Strahl

♀ Inkontinenzprofil (▶ S. 53): _____ (un-/abhängig/nicht/erreicht/kompensiert)

♀ Nykturie (nächtliches Wasserlassen)

♀ Dysurie (Brennen beim Wasserlassen)

♀ Oligurie (Urinmenge < 500 ml/24h)

♀ Pollakisurie (häufiges Wasserlassen bei gleichbleibender Urintagesmenge)

♀ Polyurie (Urinmenge > 2500 ml/24h)

♀ Ischurie (Harnverhalt)

♀ kann das Enterostoma aufgrund _____ nicht selbst versorgen

♀ neigt zu Harnwegsinfektionen

♀ kann den Urinbeutel nicht allein entleeren

♀ kann die Katheterpflege (sowie notwendige Wechsel) nicht allein durchführen

♀ leidet an ständiger/gelegentlicher Obstipation

♀ leidet an ständiger/gelegentlicher Diarrhö

♀ trockener harter Stuhl

♀ verzögerte Stuhlentleerung

♀ mit Kot verschmutzte Wäsche (Stadium 1^2)

♀ unkontrollierter Abgang von dünnflüssigem Stuhl (Stadium 2^2)

♀ Kontrollverlust für breiigen Stuhl (Stadium 3^2)

♀ vollständiger Kontrollverlust für jegliche Stuhlform (Stadium 4^2)

♀ Schmerzen bei der Stuhlentleerung

♀ Völlegefühl, Übelkeit, Druckgefühl im Bauchraum

♀ geringe Stuhlmengen mit längeren Zeitabständen zwischen den Ausscheidungen

♀ geblähter Bauch

♀ Unterdrücken des Defäkationsreizes

♀ Abführmittelabusus

♀ krampfartige Schmerzen im Bauchraum

♀ starker Stuhldrang

♀ mehrmals täglich wässrige Stuhlentleerungen

♀ ballaststoffarme Kost

♀ Flüssigkeitsmangel

♀ Immobilität, mangelnde Bewegung

♀ benötigt Unterstützung bei der Einnahme von Abführmitteln

♀ Gefahr der sozialen Isolation (durch Geruch und/oder stuhlverschmutzte Kleidung)

♀ schwitzt stark

---

1 Schweregrade der Belastungs-/Stress-Urininkontinenz
2 Schweregrade der Stuhlinkontinenz

♀ neigt zum Erbrechen

♀ leidet unter starkem Auswurf

♀ hat konzentrierten, stark riechenden Urin

♀ _____

♀ _____

Formulierungshilfen für Pflegeziele

(Bitte jeweils Evaluationsdaten angeben!)

🖉 akzeptiert Hilfen

🖉 meldet sich rechtzeitig vor dem Toilettengang

🖉 geht selbstständig zur Toilette

🖉 scheidet physiologische Urinmengen aus (ca. 1,5 Liter täglich)

🖉 schmerzfreie Stuhl-/Urinausscheidung

🖉 regelmäßiger (mind. alle 2–3 Tage) weicher Stuhl

🖉 vermeidet Abführmittel

🖉 kennt die Gefahren von Abführmitteln

🖉 kennt die Ursachen der Obstipation

🖉 kennt die Ursachen der Stuhl-/Urininkontinenz

🖉 arbeitet an der Bewältigung der Obstipation mit

🖉 arbeitet an der Bewältigung der Stuhl-/Urininkontinenz mit

🖉 hat Hilfsmittel zur Verfügung und kann diese korrekt anwenden

🖉 hat trockene und saubere Kleidung und Bettwäsche

🖉 verbessert die Kontrolle über seine Ausscheidungen

🖉 vermeidet unverträgliche Nahrungsmittel

🖉 ist/bleibt (nach Diarrhö) frei von Folgeschäden (z. B. Elektrolytmangel, Flüssigkeitsdefizit)

🖉 hat ausreichend Bewegung

🖉 trinkt mindestens _____ Liter Flüssigkeit am Tag

🖉 intakte Haut

🖉 ist schmerzfrei

🖉 ist infektionsfrei

🖉 vermindertes Sputum

🖉 diskrete Entleerung (Sputum)

🖉 _____

🖉 _____

Formulierungshilfen für Pflegemaßnahmen

(Bitte inklusive »Wer/Wie/Was/Wann/ggf. Wo/Wie oft?«!)

☞ Zystitisprophylaxe laut Standard/individuelle Abweichung: _____

☞ Intimpflege

☞ Intertrigoprophylaxe laut Standard/individiuelle Abweichung: _____

☞ Obstipationsprophylaxe laut Standard/individiuelle Abweichung: _____

☞ Bauchmassage durchführen (nach ärztlicher Anordnung)

☞ über die Gefahren von Abführmitteln informieren

☞ über obstipationsvermeidende Lebensweise informieren

☞ Verabreichung von angemessener Kost

☞ ausreichende Flüssigkeitszufuhr

☞ Gewichtskontrolle

☞ über die Ursachen der Stuhl-/Urininkontinenz informieren

☞ Intimsphäre wahren

☞ Toilettentraining, Blasenentleerungstraining

☞ für Ruhe und Zeit bei der Stuhl-/Urinentleerung sorgen

☞ Umstellung der Kost auf Ernährung mit ausreichend Ballaststoffen

☞ therapeutische Hilfe durch Ernährungsberatung anbieten

☞ regelmäßigen Gang zur Toilette fördern, ggf. Begleitung und Orientierungshilfe

☞ Stuhlausscheidung/Anleitung bzw. Beaufsichtigung[1]

☞ Stuhlausscheidung/Unterstützung[1]

☞ Urinausscheidung/Anleitung bzw. Beaufsichtigung[2]

☞ Urinausscheidung/Unterstützung[2]

☞ Urinflasche anlegen

☞ Toilettenstuhl bereitstellen

☞ Urinflasche, Steckbecken, Toilettenstuhl entleeren, reinigen und desinfizieren

☞ Entleeren des Urindrainagebeutels

☞ Wechseln des Urindrainagebeutels

☞ Hilfestellung nach Stuhlausscheidung

☞ Haut-, Körper- und Wäschepflege

☞ Vorlagenwechsel nach Stuhlausscheidung

☞ Vorlagenwechsel nach Urinausscheidung

☞ Kleidung richten

☞ Katheterpflege beim Blasenkatheter

☞ Katheterisieren/Frau

☞ Katheterisieren/Mann

☞ Katheterwechsel transurethral

☞ Klistier verabreichen

☞ Stomapflege durchführen

☞ Erfassen der Ausscheidungsintervalle

☞ Blasenentleerungstraining durchführen

☞ Überwachung der Vitalzeichen und des Allgemeinzustands

☞ _____

☞ _____

---

1 Stuhlausscheidung bei einem mobilen/immobilen Pflegebedürftigen
2 Urinausscheidung bei einem mobilen/immobilen Pflegebedürftigen

Mögliche Verweise auf andere Lebensaktivitäten

- Essen und trinken können
- Vitale Funktionen aufrechterhalten können/Atmen/Regulieren der Körpertemperatur
- Sich bewegen können
- Sich sauber halten und kleiden können/Sich waschen (pflegen) und kleiden
- Für Sicherheit sorgen können

Hinweise aus den MDK-Richtlinien

Zur Lebensaktivität »Ausscheiden können« gehören die geistige und körperliche Fähigkeit, die Ausscheidung selbstständig zu kontrollieren und zu realisieren. Die Vorbereitung, z. B. der Weg zur Toilette, das Entkleiden und die Gestaltung des zeitlichen Rhythmus sowie die Durchführung und Nachbereitung, wie Intimhygiene und das Ankleiden, werden selbstständig und sicher durchgeführt.

Merkmale	Graduierung/Einstufung
Entscheidung und Realisierung der Ausscheidung erfolgt sicher und selbstständig	Grad 0 selbstständig
Unterstützt selbstständig Miktion und/oder Defäkation durch Hilfsmittel wie Urinflasche/Steckbecken/Toilettenstuhl, regelmäßige Förderung der Ausscheidung durch z. B. Massage/manuelle Harnlösung, Katheterhygiene, selbstständige Anus-Praeter-Versorgung	Grad 1 bedingt selbstständig
Braucht zur Ausscheidung zeit-/teilweise personelle Hilfe (z. B. bei der Handhabung der Hilfsmittel, Anleitung zum Kontinenztraining, Aufforderung zum Toilettengang), Intimhygiene muss teilweise (z. B. nach Stuhlgang) übernommen werden	Grad 2 teilweise unselbstständig
Ständige personelle Hilfe bei Miktion und/oder Defäkation erforderlich	Grad 3 unselbstständig

Die 6 (In-)Kontinenzprofile nach dem Expertenstandard »Kontinenzförderung«

Ressourcen:

1. **Kontinenz:** kein unwillkürlicher Harnverlust, keine personelle Hilfe, keine Hilfsmittel
2. **Unabhängig erreichte Kontinenz:** kein unwillkürlicher Harnverlust, keine personelle Unterstützung, selbstständige Durchführung von Maßnahmen (intermittierender Selbstkatheterismus, Medikamente, Training)
3. **Abhängig erreichte Kontinenz:** kein willkürlicher Harnverlust, personelle Unterstützung bei der Durchführung von Maßnahmen

Pflegeprobleme:

4. **Unabhängig kompensierte Inkontinenz:** unwillkürlicher Harnverlust, keine personelle Unterstützung bei der Inkontinenzversorgung notwendig
5. **Abhängig erreichte Inkontinenz:** unwillkürlicher Harnverlust, personelle Unterstützung bei der Inkontinenzversorgung notwendig
6. **Nicht kompensierte Inkontinenz:** unwillkürlicher Harnverlust, keine Inanspruchnahme personeller Unterstützung und Versorgungsmaßnahmen

Sich beschäftigen können/Raum und Zeit gestalten

Formulierungshilfen für Ressourcen

(Bitte jeweils individualisieren!)

☺ beschäftigt sich gern mit: _____

☺ kann den Zeitpunkt für das Aufstehen/Zu-Bett-Gehen selbst bestimmen

☺ ist in tägliche Abläufe integriert (Hauswirtschaft, Garten, Gruppen usw.)

☺ lädt gerne Angehörige/Freunde/Bekannte zu sich ein

☺ interessiert sich für: _____

☺ akzeptiert Hilfen bei der Tagesgestaltung

☺ ist kontaktfreudig

☺ ist orientiert (in Bezug auf: Zeit, Ort, Raum, Person und Situation)

☺ hat Selbstvertrauen

☺ kann sich mitteilen und Wünsche äußern

☺ ist motiviert

☺ kann Hilfsmittel nutzen

☺ hat Freude an

☺ sucht Beschäftigung

☺ ist entscheidungsfreudig

☺ _____

☺ _____

Formulierungshilfen für Pflegeprobleme

(Bitte jeweils individualisieren und begründen!)

☿ benötigt Hilfe bei der Gestaltung des Tagesablaufs

☿ kann den Zeitpunkt für das Aufstehen/Zu-Bett-Gehen nicht selbst bestimmen

☿ ist in keine täglichen Abläufe integriert (Hauswirtschaft, Garten, Gruppen usw.)

☿ langweilt sich

☿ reduzierter Antrieb

☿ beeinträchtigtes Konzentrationsvermögen

☿ lehnt Beschäftigungsangebote ab

☿ kann frühere Beschäftigungen aufgrund von Einschränkungen nicht mehr ausüben

☿ hat keine sinnvolle Aufgabe

☿ eingeschränkte Beweglichkeit verhindert/erschwert frühere Hobbys

☿ eingeschränkte Orientiertheit verhindert/erschwert frühere Hobbys

☿ eingeschränkte Sinnesorgane verhindern/erschweren frühere Hobbys

☿ reduziertes Selbstwertgefühl

☿ benötigt Hilfe beim Einkaufen

☿ lehnt Kontakte zu anderen ab

♀ ist schnell erschöpft

♀ kann nicht mehr selbst einkaufen

♀ Isolationsgefahr aufgrund: _____

♀ _____

♀ _____

Formulierungshilfen für Pflegeziele

(Bitte jeweils Evaluationsdaten angeben!)

♦ akzeptiert die Unterstützung

♦ nimmt an Beschäftigungsangeboten teil

♦ beschäftigt sich aus eigenem Antrieb heraus

♦ beschäftigt sich entsprechend ihren/seinen Fähigkeiten

♦ findet sinnvolle Beschäftigungen

♦ kann den Tag allein strukturieren

♦ zeigt Eigeninitiative

♦ interessiert sich für: _____

♦ lädt Angehörige/Freunde/Bekannte zu sich ein

♦ hat Hobbys und kann diese ausüben

♦ lernt gern Neues kennen

♦ ist neugierig

♦ erlebt einen ausgefüllten und sinnvollen Tagesablauf

♦ interessiert sich für seine Umwelt

♦ interessiert sich für die Nachrichten

♦ beteiligt sich an der Einkaufsfahrt (mit dem Rollstuhl)

♦ hat Hobbys und kann diesen nachgehen

♦ sucht sich neue Hobbys, die sie/er trotz Einschränkungen pflegen kann

♦ hat Erfolgserlebnisse

♦ nimmt Kontakt zu anderen auf

♦ _____

♦ _____

Formulierungshilfen für Pflegemaßnahmen

(Bitte inklusive »Wer/Wie/Was/Wann/ggf. Wo/Wie oft?«!)

☞ Teilnahme an Festen und Feiern

☞ gemeinsame Spaziergänge

☞ Kontakte fördern

☞ kleine Aufgaben zuteilen (soweit möglich, z. B. hauswirtschaftliche Tätigkeiten)

☞ Einkäufe möglichst gemeinsam tätigen

☞ für Beständigkeit und Routine im Tagesablauf sorgen

☞ jede Veränderung (Pflegerwechsel, Umzug u. a.) so langsam wie möglich vornehmen

☞ Uhr/Kalender/Orientierungstafeln verwenden

☞ für ausreichende Beleuchtung sorgen

☞ beobachten, ob der/die Patient/in Krankheitszeichen verschleiert

☞ Patient/in für jede Tätigkeit loben, die er/sie selbst verrichtet, z. B. mit Worten, durch Berührung, durch ein Lächeln

☞ das Selbstwertgefühl stärken, zu Tätigkeiten animieren

☞ Überforderungen beispielsweise durch Lärm und Gedränge vermeiden

☞ in einfachen, kurzen Sätzen sprechen

☞ langsam, aber deutlich und bestimmt sprechen

☞ Anschuldigungen ignorieren, nicht mit dem/der Patienten/in diskutieren

☞ den/die Patienten/in ablenken

☞ einfache Regeln und feste Gewohnheiten betonen

☞ auf bequeme, einfach anzuziehende Bekleidung achten

☞ Arbeitstherapie

☞ Ausflug

☞ Ergometertraining

☞ Gedächtnistraining

☞ Gymnastik (körperliche Bewegungsabläufe erhalten und fördern; Arme, Beine, Wirbelsäule, Finger, Schultern, Knie, Füße und Hüften gezielt trainieren)

☞ Kreativangebot

☞ Singkreis

☞ Sitztanz

☞ textiles Gestalten

☞ Malen

☞ Zehn-Minuten-Aktivierung

☞ Förderung der Feinmotorik (Malen, Handarbeit usw.)

☞ jahreszeitliche Orientierung fördern

☞ _____

☞ _____

Mögliche Verweise auf andere Lebensaktivitäten

- Vitale Funktionen aufrechterhalten können/Atmen/Regulieren der Körpertemperatur

- Soziale Bereiche des Lebens sichern können/Sinn finden/Mit existentiellen Erfahrungen umgehen

- Sich situativ anpassen können/Sich als Frau, Mann oder Kind fühlen

- Ruhen und schlafen können

- Kommunizieren können

Hinweise aus den MDK-Richtlinien

Zur Lebensaktivität »Sich beschäftigen können« gehört die geistige und körperliche Fähigkeit, geprägt durch Erlebnisse und Gewohnheiten, seine Zeit sinnvoll einzuteilen und sich entsprechend zu beschäftigen.

Merkmale	Graduierung/Einstufung
Selbstständige Zeitgestaltung	Grad 0 selbstständig
Hilfsmittel und/oder Anreize zur Beschäftigung sind notwendig, z. B. bei reduzierter geistiger/körperlicher Ausdauer	Grad 1 bedingt selbstständig
Braucht zeit-/teilweise personelle Hilfe	Grad 2 teilweise unselbstständig
Keine selbstständige Beschäftigung möglich	Grad 3 unselbstständig

Kommunizieren können

Formulierungshilfen für Ressourcen

(Bitte jeweils individualisieren!)

☺ kann gut hören

☺ kann gut sehen

☺ benutzt ein Hörgerät und kann gut damit umgehen

☺ akzeptiert Hilfen

☺ kann sich mitteilen

☺ ist zeitlich orientiert

☺ ist örtlich orientiert

☺ ist zur Person orientiert

☺ ist zur Situation orientiert

☺ ist gut über das Krankheitsbild informiert

☺ unterhält sich gern mit anderen

☺ fühlt sich verstanden und akzeptiert

☺ Sprechfähigkeit teilweise erhalten

☺ kann sich mit Gestik und Mimik verständigen

☺ kann von den Lippen ablesen

☺ hat einen guten Tastsinn

☺ ist einsichtig

☺ ist geduldig

☺ ist motiviert

☺ ist kompromissbereit

☺ _____

☺ _____

Formulierungshilfen für Pflegeprobleme

(Bitte jeweils individualisieren und begründen!)

⚲ ist schwerhörig/taub/stumm

⚲ kann sein/ihr Hörgerät nicht handhaben

⚲ benutzt das vorhandene Hörgerät nicht

⚲ ist blind bzw. sehr sehbehindert: _____

⚲ hat Sichtfeldeinschränkungen

⚲ hat motorische Sprachstörungen (Sprachbewegungen, Stottern)

⚲ hat sensorische Sprachstörungen (Sprachverständnis, Wortfindungsstörungen)

⚲ kann sich nicht mitteilen

⚲ ist zeitlich, örtlich, zur Person und zur Situation nicht/teilweise nicht orientiert

⚲ ist nicht/kaum über das Krankheitsbild informiert

- ? lehnt Hautkontakt ab
- ? ist zeitlich desorientiert
- ? ist örtlich desorientiert
- ? ist zur Person desorientiert
- ? ist zur Situation desorientiert
- ? kann Emotionen nur schwer äußern
- ? hat Emotionen nicht unter Kontrolle (Wut, Ärger)
- ? versteckt Gefühle
- ? beeinträchtigte Gefühlswahrnehmung
- ? Denkstörungen
- ? _____
- ? _____

Formulierungshilfen für Pflegeziele

(Bitte jeweils Evaluationsdaten angeben!)

- ? informiert sich über das Krankheitsbild
- ? fühlt sich verstanden
- ? spricht häufiger
- ? hat wieder regen Kontakt mit: _____
- ? macht sich verständlich
- ? akzeptiert Hilfen und Hilfsmittel (Brille, Hörgerät usw.)
- ? angepasste Kommunikationshilfen (Brille, Hörgerät usw.)
- ? spricht und versteht besser
- ? verständigt sich durch Gestik und Mimik
- ? lässt sich beim Sprechen mehr Zeit
- ? ist zeitlich besser orientiert
- ? ist örtlich besser orientiert
- ? ist zur Person besser orientiert
- ? ist situativ besser orientiert
- ? findet sich zurecht
- ? überprüft den eigenen Kommunikationsstil
- ? nimmt Emotionen wahr und lässt sie zu
- ? kann Wut und Ärger adäquat wahrnehmen und mitteilen
- ? fühlt sich akzeptiert
- ? fühlt sich sicher, ist angstfrei
- ? hat Selbstvertrauen
- ? strukturiert den Tag selbst
- ? nimmt eigene Wünsche wahr und äußert sie
- ? nimmt Gefühle wahr und äußert sie
- ? integriert sich in die Gesellschaft

- ✆ nimmt Kontakte zu anderen auf
- ✆ fühlt sich nicht isoliert
- ✆ _____
- ✆ _____

Formulierungshilfen für Pflegemaßnahmen

(Bitte inklusive »Wer/Wie/Was/Wann/ggf. Wo/Wie oft?«!)

- ☞ in einfachen kurzen Sätzen sprechen
- ☞ zum Sprechen ermutigen
- ☞ Schreibhilfen zur Verfügung stellen
- ☞ langsam und deutlich sprechen
- ☞ wichtige Informationen bei Bedarf wiederholen
- ☞ geduldig sein, dem/der Patienten/in Zeit zum Reagieren lassen
- ☞ Missstimmung entgegenwirken
- ☞ Situation erklären
- ☞ Zeit lassen, aktiv zuhören
- ☞ beruhigendes Gespräch
- ☞ intervenierendes Gespräch
- ☞ motivierendes Gespräch
- ☞ orientierendes Gespräch
- ☞ reflektierendes Gespräch
- ☞ situatives Gespräch
- ☞ Blickkontakt herstellen
- ☞ Hörgerät einsetzen und Funktionsweise erklären
- ☞ auf nonverbale Körpersprache achten
- ☞ zu nonverbaler Kommunikation (Mimik, Gestik, Schreiben) auffordern
- ☞ spezielle Medien anbieten (z. B. Blindenschrift, Hörkassetten)
- ☞ auf Wunsch etwas vorlesen
- ☞ Orientierungshilfen geben (realitätsorientiertes Training)
- ☞ Information über Tageszeiten, Örtlichkeiten, Personen, Situationen
- ☞ Angst und Aggressionen abbauen
- ☞ Kontakt zu Angehörigen und Freunden fördern
- ☞ _____
- ☞ _____

Mögliche Verweise auf andere Lebensaktivitäten

- Sich beschäftigen können/Raum und Zeit gestalten
- Für Sicherheit sorgen können
- Soziale Bereiche des Lebens sichern können/Sinn finden/Mit existentiellen Erfahrungen umgehen
- Sich situativ anpassen können/Sich als Frau, Mann oder Kind fühlen

Hinweise aus den MDK-Richtlinien

Zur Lebensaktivität »Kommunizieren können« gehören die geistige und körperliche Fähigkeit zum sinnhaften interpersonellen Austausch unter Berücksichtigung kultureller Gegebenheiten (Sprache, Hören, Sehen, Gestik, Mimik und Gefühle).

Merkmale	Graduierung/Einstufung
Kommunikation uneingeschränkt möglich	Grad 0 selbstständig
Kommunikation teilweise eingeschränkt, braucht Hilfsmittel zur Aufnahme oder Weitergabe von Mitteilungen, wie z. B. Hör-, Seh- und Sprechhilfen sowie computergesteuerte Medien	Grad 1 bedingt selbstständig
Kommunikation mit zeit-/teilweiser personeller Hilfe möglich, kommunikationsunterstützende Hilfsmittel reichen nicht aus	Grad 2 teilweise unselbstständig
Kommunikation nicht oder nur mit intensivem personellem Aufwand mit erheblichen Einschränkungen möglich	Grad 3 unselbstständig

Kommunizieren

Ruhen und schlafen können

Formulierungshilfen für Ressourcen

(Bitte jeweils individualisieren!)

☺ altersentsprechender Tag-/Nachtrhythmus vorhanden

☺ bewältigt gelegentliche Schlafstörungen

☺ schläft gut

☺ nimmt Schlafstörungen wahr

☺ teilt Schlafstörungen mit

☺ kann mit Schlafstörungen umgehen

☺ akzeptiert Schlafstörungen

☺ akzeptiert ärztliche Anordnungen

☺ akzeptiert Hilfsmittel (Inkontinenzversorgung, genehmigtes Bettseitenteil)

☺ hält eine angemessene (Mittags-)ruhe

☺ kann Schlafbedürfnis äußern

☺ hat einen ausgeglichenen Tag-/Nachtrhythmus

☺ hat feste Schlafzeiten

☺ akzeptiert die ärztliche Therapie (medikamentöse Behandlung)

☺ hat folgende Schlafgewohnheiten _____

☺ ist mobil

☺ _____

☺ _____

Formulierungshilfen für Pflegeprobleme

(Bitte jeweils individualisieren und begründen!)

♀ schläft bedingt selbstständig (häufige Anwendung von Einschlaf-/Durchschlafhilfen)

♀ Unruhe, ständige Schläfrigkeit zeit-/teilweise personelle Hilfe erforderlich

♀ (gelegentliche) Einschlafstörungen

♀ (gelegentliche) Durchschlafstörungen

♀ zeitweise (nachts, tagsüber) schwere Unruhezustände

♀ umgebungsbedingte Ruhestörungen (Licht, Unruhe usw.)

♀ kann Schlafbedürfnis nicht äußern

♀ benötigt Sedative/Schlafmittel

♀ Müdigkeit am Tag (Hangover-Effekt durch Medikamente)

♀ Tag-Nachtumkehr

♀ stark beeinträchtigter Tag-/Nachtrhythmus

♀ unausgeglichener Tag-/Nachtrhythmus

♀ Schlafstörungen aufgrund von Ängsten, Sorgen oder Trauer

♀ krankheitsbedingte Schlafstörungen aufgrund: _____

- Nykturie (nächtliches Wasserlassen)
- Somnolenz (Schläfrigkeit)
- reduziertes Schlafbedürfnis
- Schlaflosigkeit infolge innerer Unruhe
- Wahnvorstellungen
- _____
- _____

Formulierungshilfen für Pflegeziele

(Bitte jeweils Evaluationsdaten angeben!)

- ausgeglichener Tag-/Nachtrhythmus
- innere Ruhe
- schläft ausreichend
- hat einen erholsamen Schlaf
- ausreichende und geregelte Ruhe- und Schlafphasen
- fühlt sich ausgeruht
- kennt Faktoren (Schlafrituale), die müde machen und kann diese anwenden
- fühlt sich nicht gestört
- umgebungsbedingte Störfaktoren sind ausgeschaltet
- umgebungsbedingte Störfaktoren sind reduziert
- frühzeitiges Erkennen von Veränderungen im Schlaf-Wach-Rhythmus
- fühlt sich ausgeruht
- schläft gut ein
- ist ausgeglichen
- schläft die Nacht gut durch
- fühlt sich sicher und geborgen
- ist angstfrei
- _____
- _____

Formulierungshilfen für Pflegemaßnahmen

(Bitte inklusive »Wer/Wie/Was/Wann/ggf. Wo/Wie oft?«!)

- Erhaltung der individuellen Schlafrituale
- schlaffördernde Maßnahmen (beruhigende Waschung, atemstimulierende Einreibung)
- gemeinsamen Tagesablauf planen und gestalten
- für Ruhe und bequeme (abgedunkelte) Umgebung sorgen
- Möglichkeiten zum Rückzug anbieten
- abendliche Beschäftigung anbieten (z. B. so genanntes Nachtcafé)
- über die Wirkungen/Nebenwirkungen der Sedative/Schlafmittel informieren

☞ Sedativa/Schlafmittel korrekt verabreichen (Dosis, Zeit), Einnahme beaufsichtigen

☞ Ohrenstöpsel anbieten

☞ über Ängste sprechen, Gesprächsbereitschaft zeigen

☞ gemeinsames Abendgebet

☞ gemeinsam den Tag reflektieren

☞ warme Milch mit Honig anbieten

☞ Melissentee anbieten

☞ Entspannungsübungen anbieten

☞ Lagerung nach Wunsch (soweit möglich)

☞ Nachtlicht, Dämmerlicht

☞ Radio anbieten (leise Meditationsmusik)

☞ _____

☞ _____

Mögliche Verweise auf andere Lebensaktivitäten

- Für Sicherheit sorgen können

- Vitale Funktionen aufrechterhalten können/Atmen/Regulieren der Körpertemperatur

- Ausscheiden können

- Sich beschäftigen können/Raum und Zeit gestalten

Hinweise aus den MDK-Richtlinien

Zur Lebensaktivität »Ruhen und schlafen können« gehört die Fähigkeit, einen regelmäßigen und altersentsprechenden Rhythmus sowie die Art und Weise von Wachen, Ruhen und Schlafen zu gestalten und aufrechtzuerhalten.

Merkmale	Graduierung/Einstufung
Altersentsprechender Tag-/Nachtrhythmus vorhanden, bewältigt gelegentliche Schlafstörungen	Grad 0 selbstständig
Durch häufige Anwendung von Einschlaf-/Durchschlafhilfen ist die Nachtruhe überwiegend gewährleistet, wie z. B. spezifische schlaffördernde Rituale, medikamentöse Unterstützung, Antischnarchmaske	Grad 1 bedingt selbstständig
Tagsüber und/oder nachts Unruhe, ständige Schläfrigkeit, zeit-/teilweise personelle Hilfe zur Aufrechterhaltung des Tag-/Nachtrhythmus erforderlich	Grad 2 teilweise unselbstständig
Tag-/Nachtrhythmus ist stark beeinträchtigt (z. B. nächtliche schwere Unruhe, ständige Somnolenz)	Grad 3 unselbstständig

Soziale Bereiche des Lebens sichern können/Sinn finden/Mit existentiellen Erfahrungen umgehen

Formulierungshilfen für Ressourcen

(Bitte jeweils individualisieren!)

☺ kann Kontakte selbstständig herstellen

☺ pflegt soziale Beziehungen/hat Kontakte zu: _____

   (Verwandten, Freunden, Bekannten, Vertrauensperson, Bezugsperson, Vereinen, Kirchengemeinden usw.)

☺ ist gut in die Betreuung integriert

☺ spricht über seine/ihre Sorgen

☺ lässt sich gern aktivieren und animieren

☺ setzt sich mit Fragen des eigenen Lebens und der Umwelt bewusst auseinander

☺ legt Wert auf ein gepflegtes Äußeres

☺ nimmt am gesellschaftlichen Leben teil

☺ zeigt Kooperationsverhalten

☺ zeigt Interesse

☺ hat Vertrauen

☺ hat Angehörige

☺ hat Gleichgesinnte

☺ hat einen Betreuer

☺ hat eine Bezugsperson

☺ hat keine Angst vor Nähe

☺ nimmt Unterstützungen an

☺ ist informiert

☺ lebt selbstbestimmend

☺ _____

☺ _____

Formulierungshilfen für Pflegeprobleme

(Bitte jeweils individualisieren und begründen!)

⚲ benötigt Aktivierung

⚲ benötigt Hilfe bei der Kontaktpflege

⚲ hat keine Bezugsperson(en)

⚲ ist nur unzureichend in die Gemeinschaft integriert

⚲ lebt relativ isoliert, hat wenig/keine sozialen Kontakte außerhalb der Einrichtung

⚲ Gefahr von Einsamkeit und Depression

⚲ kann die Behinderung/Krankheit nicht akzeptieren

⚲ kann sich nicht um eigene Belange kümmern

⚲ verweigert notwendige Hilfen (Gefahr von z. B. Folgeerkrankungen, Suizidgedanken)

⚲ hat Angst vor dem neuen Lebensabschnitt

- ۹ hat finanzielle Sorgen
- ۹ leidet unter Depressionen
- ۹ reduzierter Antrieb
- ۹ kontaktscheu
- ۹ verweigert Kontakte
- ۹ lehnt Aktivitäten ab
- ۹ zeigt kein Interesse
- ۹ leidet unter Bewusstseinsstörungen
- ۹ verwechselt Personen
- ۹ Wahrnehmungsstörungen
- ۹ Verlust von Nähe und Distanz
- ۹ Generationskonflikte
- ۹ nicht beheizte, kalte Räume
- ۹ unordentlicher, verschmutzter Wohnraum
- ۹ Vernachlässigung von Post und Behördengängen
- ۹ Unterversorgung von Haustieren und Pflanzen
- ۹ fehlende finanzielle Mittel
- ۹ Einsamkeit, fühlt sich allein, fühlt sich isoliert
- ۹ _____
- ۹ _____

Formulierungshilfen für Pflegeziele

(Bitte jeweils Evaluationsdaten angeben!)

- ۵ kann die Rufanlage bedienen
- ۵ fühlt sich sicher
- ۵ erkennt die Gefahr: _____
- ۵ findet sich zurecht
- ۵ spricht über seine/ihre Sorgen
- ۵ ist gut in die Betreuung integriert
- ۵ hat Vertrauen
- ۵ hat eine Bezugperson
- ۵ spricht über: _____
- ۵ nimmt Kontakte zu anderen auf
- ۵ hat Kontakte zu Angehörigen/Betreuer
- ۵ akzeptiert die Realität
- ۵ setzt sich bewusst mit der Umwelt auseinander
- ۵ akzeptiert einen neuen Lebensabschnitt
- ۵ hat wieder Selbstwertgefühl
- ۵ möchte soziale Belange selbst erledigen
- ۵ findet Sinn im Leben

✎ hat sich gut eingelebt

✎ kennt die Ursachen der Isolation

✎ lässt sich zur selbstständigen Haushaltsführung anleiten

✎ führt seinen/ihren Haushalt selbst (soweit möglich)

✎ ist gut informiert über: _____

✎ bekommt Besuche

✎ akzeptiert Zuwendung

✎ sucht Aufmerksamkeit

✎ findet Kontakte und hält sie aufrecht

✎ sucht soziale Kontakte

✎ freut sich auf Besuche

✎ freut sich auf: _____

✎ nimmt an Feierlichkeiten teil

✎ möchte gern in Gesellschaft sein

✎ fühlt sich nicht allein

✎ _____

✎ _____

Formulierungshilfen für Pflegemaßnahmen

(Bitte inklusive »Wer/Wie/Was/Wann/ggf. Wo/Wie oft?«!)

☞ Vertrauen aufbauen

☞ Wert schätzen

☞ häufige Ansprache

☞ Kontinuität vermitteln (vertraute Gewohnheiten, Routine, konstante Orte, Zeit, verlässliche Bezugspersonen)

☞ körperliche Zuwendung (Nähe geben und trotzdem Distanz wahren)

☞ Biografie beachten

☞ das Selbstwertgefühl stärken und aktivieren

☞ Cafébesuch

☞ Erzählkreis

☞ zu Festen und Feiern begleiten

☞ Frühstücksrunde

☞ Nachtcafé

☞ Gesellschaftsspiele

☞ gemeinsames Kaffeetrinken

☞ allgemeines Gruppenangebot

☞ kulturelles Gruppenangebot

☞ saisonales Gruppenangebot

☞ Tageszeitung anbieten (vorlesen)

☞ realitätsorientiertes Training

☞ tagesstrukturierende Maßnahmen

- ☞ Zehn-Minuten-Aktivierung
- ☞ Kontakte mit Angehörigen halten (Anrufe, Besuche, Feiern, Feste)
- ☞ Kontakte zu Mitmenschen herstellen
- ☞ Kontakte untereinander fördern (Team, menschliche Nähe und Zuwendung)
- ☞ keine Arbeiten abnehmen
- ☞ Unabhängigkeit vermitteln
- ☞ Allgemein- und Ernährungszustand erfassen
- ☞ finanzielle Situation und weiteren Unterstützungsbedarf ermitteln
- ☞ Lebensgewohnheiten ermitteln
- ☞ zur selbstständigen Haushaltsführung beraten und anleiten
- ☞ Unterstützung bei der Haushaltsführung (soweit erforderlich)
- ☞ Einkaufen
- ☞ Kochen, Bereitstellen der Nahrung
- ☞ Geschirr spülen
- ☞ Aufräumen, Reinigen der Wohnung dauerhaft sicherstellen
- ☞ Wechseln der Wäsche und Bettwäsche
- ☞ Schuhe putzen
- ☞ Heizen der Wohnung
- ☞ Pflegen und Füttern von Haustieren
- ☞ Pflanzen pflegen
- ☞ über Hilfsmittel und Unterstützungsmöglichkeiten informieren
- ☞ therapeutische Hilfen durch Beratungsstellen, Selbsthilfegruppen informieren
- ☞ Hilfe bei behördlichen Angelegenheiten sicherstellen, z. B. Pflegekasse, Sozialamt
- ☞ auf kontinuierliche psychosoziale Betreuung achten
- ☞ ärztliche Diagnostik veranlassen
- ☞ Ursachen und Ressourcen klären
- ☞ Kommunikation, Unterhaltung, Gedächtnistraining
- ☞ auf religiöse und kulturelle Bedürfnisse achten
- ☞ die Möglichkeit geben, dem Bedürfnis nach Religion nachzukommen (Meditation, Beten in der Gemeinschaft, gewohnter Kirchgang, Tagesgebet, Gottesdienst)
- ☞ Gespräche anbieten
- ☞ Rückzugsverhalten akzeptieren
- ☞ Nähe und Verständnis akzeptieren
- ☞ Krisenintervention
- ☞ individuelle Bewältigungsstrategien fördern
- ☞ Trauerarbeit unterstützen (z. B. Begleitung beim Friedhofbesuch)
- ☞ der Trauer Raum geben
- ☞ auf Wunsch Seelsorger informieren
- ☞ Sozialdienst bitten, finanzielle Mittel bereitzustellen
- ☞ soziale Situation erklären
- ☞ gemeinsame Pläne zur Lebensgestaltung erstellen

☞ Möglichkeiten zum Wohlfühlen anbieten, z. B. Bewegungs- und Entspannungsübungen

☞ _____

☞ _____

Mögliche Verweise auf andere Lebensaktivitäten

- Sich beschäftigen können/Raum und Zeit gestalten
- Sich situativ anpassen können/Sich als Frau, Mann oder Kind fühlen
- Kommunizieren können
- Für Sicherheit sorgen können

Hinweise aus den MDK-Richtlinien

Hierzu gehört die Fähigkeit, selbstständig soziale Kontakte aufzunehmen und aufrechtzuerhalten und sein Leben verantwortlich innerhalb des gesellschaftlichen Beziehungsgeflechts zu gestalten.

Merkmale	Graduierung/Einstufung
Lebensgestaltung selbstständig	Grad 0 selbstständig
Lebensgestaltung wird auf einen kleineren Radius reduziert, z. B. auf Familie, Nachbarn	Grad 1 bedingt selbstständig
Soziale Bezüge können nur durch zeit-/teilweise personelle Hilfe hergestellt und aufrechterhalten werden	Grad 2 teilweise unselbstständig
Kann soziale Kontakte nicht aufnehmen und aufrechterhalten, ist isoliert und/oder schädigt sich und/oder andere	Grad 3 unselbstständig

3 Formulierungshilfen aus dem NBA für individuelle Maßnahmen zur vereinfachten Pflegedokumentation nach den Themenfeldern der SIS

Bei Anwendung der vereinfachten/entbürokratisierten Pflegedokumentation findet sich das Ergebnis der SIS mit dem Bewohner/Patienten als Aushandlungsprozess in der individuellen Maßnahmenplanung wieder. **Ressourcen, Pflegeprobleme und Pflegeziele werden nicht mehr als solche ausgewiesen.** Sie stellen lediglich noch einen Denkprozess dar und sind nicht mehr so kleinschrittig wie bisher zu beschreiben. Entscheidend ist die Planung der konkreten Maßnahmen, die handlungsleitend (zielführend) zu formulieren sind.

Im Folgenden werden für die einzelnen SIS-Themenfelder nach Beikirch et al. (2014) individualisierbare Hilfen für Freischreibtexte für die Maßnahmenplanung aufgeführt. Diese Textbausteine dienen als praktische Arbeitshilfe. Sie können das individuelle Gespräch und die intensive Interaktion mit der pflegebedürftigen Person sowie den individuellen Fachvorbehalt der Bezugspflegefachkraft nicht ersetzen. Als Hilfen für den wechselseitigen Denk- und Aushandlungsprozess der individuellen Maßnahmenplanung wurden hier Kriterien des Begutachtungsinstruments zur Feststellung der Pflegebedürftigkeit (Neues Begutachtungsassessment, NBA) verwendet und den sechs SIS-Themenfeldern nach Beikirch et al. (2014) zugeordnet (▶ Übersicht S. 23 f.). Sämtliche Formulierungshilfen der Freischreibtexte haben möglichst individuell und narrativ, also im **Originalwortlaut** und **aus der Sicht des zu Pflegenden**, zu erfolgen.

Individualisierbare Formulierungshilfen zum SIS-Themenfeld 1: »Kognition und Kommunikation«

NBA-Kriterien

- Personen aus dem näheren Umfeld erkennen
- örtliche Orientierung
- zeitliche Orientierung
- situative Orientierung
- Gedächtnis
- mehrschrittige Alltagshandlungen ausführen
- Entscheidungen im Alltagsleben treffen
- Sachverhalte und Informationen verstehen
- Risiken und Gefahren erkennen
- Mitteilung elementarer Bedürfnisse
- Verstehen von Aufforderungen
- Beteiligung an einem Gespräch

✍ **Fähigkeiten hinsichtlich der oben aufgeführten Kriterien formulieren**

- – vorhanden/unbeeinträchtigt
- – größtenteils vorhanden
- – in geringem Maße vorhanden
- – nicht vorhanden

✍ **Veränderungen der Fähigkeiten innerhalb der letzten Wochen/Monate für die oben aufgeführten Kriterien formulieren**

- – Verbesserung

- Verschlechterung

- keine Veränderung

- nicht beurteilbar

✍ **Realistische Verbesserungsmöglichkeiten für die oben aufgeführten Kriterien formulieren**

- keine

- mittels Durchführung und Optimierung therapeutischer Maßnahmen, z. B. Krankengymnastik

- mittels Optimierung der räumlichen Umgebung (z. B. Kalender, Uhr, Piktogramme zur Erleichterung örtlicher Orientierung)

- mittels Hilfsmitteleinsatz, wie: _____ bzw. dessen Optimierung

- durch andere Maßnahmen, wie: _____

- ohne Maßnahmen (Rekonvaleszenz, natürlicher Verlauf)

✍ **Förderung von Vertrautheit und Orientierung z. B. mittels Aufstellen von Bildern, Kontakte zu Bezugspersonen fördern, Tür- und Wegmarkierungen, wiederholtes gemeinschaftliches Abgehen von Wegen, Anbringen von Wanduhr oder Kalender, Zeitung vorlesen**

✍ **Die Person teilt ihre Bedürfnisse nur bestimmten Personen mit**

✍ **Es sind ausreichend Gelegenheiten zur Kommunikation einzuleiten und anzubieten**

✍ **Somatische Faktoren für kognitive Einbußen, wie z. B. nicht ausreichende Flüssigkeitsaufnahme, können nicht ausgeschlossen werden**

✍ **Kognitive Einbußen sind von der Situation (z. B. akute Stresszustände) oder von anderen beeinflussbaren Faktoren abhängig (z. B. von sozialen Kontakten und/oder anderen Umgebungsfaktoren)**

Weitere Formulierungshilfen für individuelle Freischreibtexte ▶ *Kapitel 2: »Kommunizieren können« sowie »Vitale Funktionen aufrechterhalten können«.*

Individualisierbare Formulierungshilfen zum SIS-Themenfeld 2: »Mobilität und Beweglichkeit«

NBA-Kriterien

- Positionswechsel im Bett

- stabile Sitzposition halten

- Aufstehen aus sitzender Position

- Fortbewegen innerhalb des Wohnbereichs

- Treppensteigen

✍ **Fähigkeiten hinsichtlich der oben aufgeführten Kriterien formulieren**

- selbstständig

- überwiegend selbstständig

- überwiegend unselbstständig

- unselbstständig

✍ **Veränderungen der Fähigkeiten innerhalb der letzten Wochen/Monate für die oben aufgeführten Kriterien formulieren**

- Verbesserung

- Verschlechterung

- keine Veränderung

- nicht beurteilbar

✍ **Realistische Verbesserungsmöglichkeiten für die oben aufgeführten Kriterien formulieren**

- keine

- mittels Durchführung und Optimierung therapeutischer Maßnahmen, z. B. Krankengymnastik, Physiotherapie

- mittels Optimierung der räumlichen Umgebung, z. B. Anbringen von Griffen und Halterungen

- mittels Hilfsmitteleinsatz, wie: _____ bzw. dessen Optimierung

- durch andere Maßnahmen, wie: _____

- ohne Maßnahmen (Rekonvaleszenz, natürlicher Verlauf)

Weitere Formulierungshilfen für individuelle Freischreibtexte ▶ *Kapitel 2: »Sich bewegen können« sowie »Für Sicherheit sorgen können".*

Individualisierbare Formulierungshilfen zum SIS-Themenfeld 3: »krankheitsbezogene Anforderungen und Belastungen«

NBA-Kriterien

- Medikation

- Injektionen (subkutan/intramuskulär)

- Versorgung intravenöser Zugänge (Port)

- Absaugung oder Sauerstoffgabe

- Einreibungen, Kälte-/Wärmeanwendungen

- Messung und Deutung von Vitalwerten (Bewusstsein, Puls, Blutdruck, Atmung, Temperatur, Blutzucker)

- Umgang mit körpernahen Hilfsmitteln (z. B. Prothese, Kompressionsstrümpfe, Kompressionsverbände)

- Verbandwechsel, Wundversorgung

- Stomaversorgung

- regelmäßige Einmalkatheterisierung

- Nutzung von Abführmethoden

- Therapiemaßnahmen in häuslicher Umgebung (z. B. Bewegungsübungen, Atemgymnastik)

- zeitlich ausgedehnte technikintensive Maßnahmen in häuslicher Umgebung (wie Hämodialyse)

- Arztbesuche

- Besuch anderer medizinischer/therapeutischer Einrichtungen (bis zu drei Stunden)

- zeitlich ausgedehnter Besuch medizinischer/therapeutischer Einrichtungen (länger als drei Stunden)

✍ **Fähigkeiten hinsichtlich der oben aufgeführten Kriterien formulieren**

- entfällt

- selbstständig

- täglich

- wöchentlich

- monatlich

- nur vorübergehend (< sechs Monate)

✍ **Realistische Verbesserungsmöglichkeiten für die oben aufgeführten Kriterien formulieren**

- keine

- mittels Information oder Beratung zur Verbesserung des Wissens um die bestehenden Erkrankungen und damit zusammenhängenden Anforderungen z. B. Krankheitssymptome und adäquate Reaktionen auf eine veränderte Symptomatik

– mittels edukativen Maßnahmen/Beratung zum Umgang mit therapiebedingten Anforderungen, z. B. Medikamenteneinnahme, Einhaltung einer Diät oder anderer Verhaltensvorschriften

– mittels Anleitung bzw. Vermittlung von Kenntnissen und Fertigkeiten im Umgang mit Hilfsmitteln und/oder medizinischen Geräten

Weitere Formulierungshilfen für individuelle Freischreibtexte ▶ Kapitel 2: »Vitale Funktionen aufrechterhalten können«, »Für Sicherheit sorgen können" sowie »Ruhen und Schlafen können".

Individualisierbare Formulierungshilfen zum SIS-Themenfeld 4: »Selbstversorgung«

NBA-Kriterien

- vorderen Oberkörper waschen
- Kämmen
- Zahnpflege/Zahnprothesenreinigung
- Rasieren
- Intimbereich waschen
- Duschen oder Baden
- Oberkörper an- und auskleiden
- Nahrung mundgerecht zubereiten, Getränk eingießen
- Essen
- Trinken
- Toilette/Toilettenstuhl benutzen
- Folgen einer Harninkontinenz bewältigen, Umgang mit Dauerkatheter/Urostoma
- Folgen einer Stuhlinkontinenz bewältigen, Umgang mit Stoma

✍ **Fähigkeiten hinsichtlich der oben aufgeführten Kriterien formulieren**

– selbstständig

– überwiegend selbstständig

– überwiegend unselbstständig

– unselbstständig

✍ **Veränderungen der Fähigkeiten innerhalb der letzten Wochen/Monate für die oben aufgeführten Kriterien formulieren**

– Verbesserung

– Verschlechterung

– keine Veränderung

– nicht beurteilbar

✍ **Realistische Verbesserungsmöglichkeiten für die oben aufgeführten Kriterien formulieren**

– keine

– mittels Durchführung und Optimierung therapeutischer Maßnahmen

– mittels Optimierung der räumlichen Umgebung, z. B. Badezimmer

– mittels Hilfsmitteleinsatz, wie: _____ bzw. dessen Optimierung

– durch andere Maßnahmen, wie: _____

– ohne Maßnahmen (Rekonvaleszenz, natürlicher Verlauf)

Weitere Formulierungshilfen für individuelle Freischreibtexte ▶ Kapitel 2: »Sich sauber halten und kleiden können«, »Essen und Trinken können« sowie »Ausscheiden können«.

Individualisierbare Formulierungshilfen zum SIS-Themenfeld 5: »Leben in sozialen Beziehungen«

NBA-Kriterien

- Tagesablauf gestalten und an Veränderungen anpassen
- Ruhen und Schlafen
- sich beschäftigen
- in die Zukunft gerichtete Planungen vornehmen
- Interaktion mit Personen im direkten Kontakt
- Kontaktpflege zu Personen außerhalb des direkten Umfelds

✍ **Fähigkeiten hinsichtlich der oben aufgeführten Kriterien formulieren**

- selbstständig
- überwiegend selbstständig
- überwiegend unselbstständig
- unselbstständig

✍ **Kriterien und Maßnahmen zu außerhäuslichen Aktivitäten im Hinblick auf die Fortbewegung im außerhäuslichen Bereich formulieren**

- Verlassen der Wohnung/des Wohnbereichs
  - o selbstständig (ohne Begleitung)
  - o überwiegend selbstständig (mit Unterstützung, aber auch mit Eigenaktivität der Person)
  - o überwiegend/völlig unselbstständig, Hilfe durch eine Person reicht jedoch aus
  - o überwiegend/völlig unselbstständig, Hilfe durch zwei Personen erforderlich
- Fortbewegung außerhalb der Wohnung oder Einrichtung (zu Fuß oder mit dem Rollstuhl)
  - o selbstständig (ohne Begleitung)
  - o nur auf gewohnten Wegen selbstständig
  - o auf allen Wegen nur mit personeller Hilfe möglich
  - o auch mit personeller Hilfe nicht möglich
- Nutzung in einem Pkw/Taxi
  - o selbstständig
  - o benötigt nur Hilfe beim Ein-/Aussteigen (Hilfsperson während der Fahrt ist nicht erforderlich)
  - o benötigt Hilfe (auch) während der Fahrt mit dem Pkw/Taxi (zusätzlich zum Fahrer)
  - o nicht möglich, Liegendtransport oder Transport im Rollstuhl (Spezialfahrzeuge) notwendig

✍ **Kriterien und Maßnahmen zu außerhäuslichen Aktivitäten im Hinblick auf die Aktivitäten, ohne Berücksichtigung von Wegstrecken formulieren**

- Teilnahme an kulturellen, religiösen oder sportlichen Veranstaltungen
  - o selbstständig möglich
  - o nicht selbstständig; zur Teilnahme ist unterstützende Begleitung erforderlich
  - o Teilnahme ist auch mit unterstützender Begleitung nicht möglich
  - o Aktivität kommt nicht vor (nicht gewünscht)
- Besuch von Schule, Kindergärten, Arbeitsplatz, Werkstatt, Tagespflegeeinrichtung
  - o selbstständig möglich

- o nicht selbstständig; zur Teilnahme ist unterstützende Begleitung erforderlich

- o Teilnahme ist auch mit unterstützender Begleitung nicht möglich

- o Aktivität kommt nicht vor (nicht gewünscht bzw. nicht erforderlich)

– Teilnahme an sonstigen Aktivitäten mit anderen Menschen

- o selbstständig möglich

- o nicht selbstständig; zur Teilnahme ist unterstützende Begleitung erforderlich

- o Teilnahme ist auch mit unterstützender Begleitung nicht möglich

- o Aktivität kommt nicht vor (nicht gewünscht)

Weitere Formulierungshilfen für individuelle Freischreibtexte ► *Kapitel 2: »Soziale Bereiche des Lebens sichern können«, »Sich situativ anpassen können«, »Sich beschäftigen können« sowie »Für Sicherheit sorgen können«.*

Individualisierbare Formulierungshilfen zum SIS-Themenfeld 6: »Haushaltsführung« bzw. »Wohnen/Häuslichkeit«

NBA-Kriterien

- Einkaufen für den täglichen Bedarf

- Zubereitung einfacher Mahlzeiten

- einfache (leichte) Aufräum- und Reinigungsarbeiten

- aufwendige (schwere) Aufräum- und Reinigungsarbeiten

- Nutzung von Dienstleistungen

- Regelung finanzieller Angelegenheiten

- Regelung von Behördenangelegenheiten

✍ **Fähigkeiten hinsichtlich der oben aufgeführten Kriterien formulieren**

– selbstständig

– überwiegend selbstständig

– überwiegend unselbstständig

– unselbstständig

Weitere Formulierungshilfen für individuelle Freischreibtexte ► *Kapitel 2: »Essen und Trinken können« sowie »Für Sicherheit sorgen können«.*

4   Transparenzkriterien

Die von ambulanten und stationären Pflegeeinrichtungen erbrachten Leistungen und ihre Qualität werden gemäß § 115 Abs. 1a des Pflege-Weiterentwicklungsgesetzes (vom 01.07. 2009) veröffentlicht. Dazu haben der GKV-Spitzenverband, die Bundesarbeitsgemeinschaft der überörtlichen Träger der Sozialhilfe, die Bundesvereinigung der kommunalen Spitzenverbände und die Vereinigung der Träger der Pflegeeinrichtungen unter Beteiligung des Medizinischen Dienstes des Spitzenverbandes Bund der Krankenkassen (MDS) sich auf Systematiken festgelegt. Diese werden im Folgenden aufgeführt und mit Anmerkungen versehen, die zur Erfüllung dieser Transparenzkriterien in der Pflege beitragen. Pflegeeinrichtungen dient es als Checkliste für ihr Fehlermanagement und um Schwachstellen aufzudecken. Dem Verbraucher geben die Transparenzberichte wichtige Orientierungshilfen für die Entscheidungsfindung.

Aufgrund der Einführung des neuen Pflegebedürftigkeitsbegriffes treten am 01.01.2017 in der ambulanten und stationären Pflege aktualisierte Transparenzvereinbarungen in Kraft: https://www.mds-ev.de/themen/¬pflegequalitaet/pflegenoten.html

Bei einigen Kriterien sind bei der Überarbeitung (ab 01.01.2014) Detailveränderungen vereinbart worden. Zum Beispiel wird bei den Kriterien »Körperpflege« und »Zahnpflege« jetzt nicht mehr auf die Gewohnheiten, sondern die erforderlichen Leistungen geachtet.

Außerdem wurde die Zahl der Kriterien verringert. **Nicht** mehr veröffentlicht werden demnach:

- die Dokumentation von Sturzereignissen
- das individuelle Kontrakturrisiko
- die Angabe, ob erforderliche Maßnahmen zur Kontrakturprophylaxe durchgeführt werden
- die Existenz schriftlicher Verfahrensanweisungen zur Ersten Hilfe und Verhalten in Notfällen
- das Vorhandensein zielgruppengerechter Bewegungs- und Aufenthaltsflächen
- die Veranstaltung jahreszeitlicher Feste des Pflegeheims

Für die **ambulante Pflege** wurden 49 Einzelkriterien vereinbart. Diese sind folgenden Bereichen zugeordnet:

- Pflegerische Leistungen (17)
- Ärztlich verordnete pflegerische Leistungen (10)
- Dienstleistungen und Organisation (10)
- Befragung der Kunden (12)

Für die **stationäre Pflege** wurden 77 Einzelkriterien vereinbart:

- Pflege und medizinische Versorgung (32)
- Umgang mit demenzkranken Bewohnern (9)
- Soziale Betreuung und Alltagsgestaltung (9)
- Wohnen, Verpflegung, Hauswirtschaft und Hygiene (9)
- Befragung der Bewohner (18)

Grundlage der MDK-Qualitätsprüfungen bilden die Qualitätsprüfungsrichtlinien und die als Anlage dazugehörigen Erhebungsbogen. QPR und Erhebungsbogen haben die Medizinischen Dienste in der Folge der Transparenzvereinbarungen überarbeitet. Bei den Prüfungen des MDK geht es zum einen um die in den Transparenzvereinbarungen festgelegten und zu veröffentlichen Kriterien. Darüber hinaus prüft der MDK auch weitere Aspekte. Die Transparenzkriterien werden somit eine Teilmenge der MDK-Prüfkriterien bilden. Es werden zehn Prozent der Bewohner für die Bewohnerbefragung per Zufall entsprechend der Pflegestufenverteilung ausgewählt. Darüber hinaus kann nach den QPR die Zufallsstichprobe erweitert werden, wenn wesentliche Pflegesituationen (z. B. freiheitseinschränkende Maßnahmen oder chronische Wunden) nicht von der Zufallsstichprobe erfasst werden. Diese Ergebnisse dürfen nicht für die Veröffentlichung der Prüfergebnisse herangezogen werden. Dies würde den Transparenzvereinbarungen widersprechen. Die Ergänzung der Zufallsstichproben in den genannten Fällen soll der Evaluation der Transparenzvereinbarungen dienen.

Alle Prüfungen erfolgen grundsätzlich unangemeldet.

Die Transparenzkriterien sind aus pflegefachlicher Sicht kritisch und vorsichtig zu betrachten. So wäre es z. B. fatal, wenn eine Einrichtung daraus schließen würde, Sturzereignisse sowie das indviduelle Kontrakturrisiko nun gar nicht mehr zu dokumentieren! Die Pflegenoten stehen in der Kritik. Offensichtlich überwiegt die Orientierung an die Gesamtnote der Pflegeeinrichtungen, die wegen der fehlenden/ungenügenden Gewichtung der Kritierien bekanntlich fast alle bei ca. 1,5 oder besser liegen. Eine derartige Gesamtbenotung nützt niemandem etwas, daher wird derzeit überlegt, diese Benotung auszusetzen oder ganz abzuschaffen. Dennoch sind bei genauerer Betrachtung der Einzelkriterien jedoch durchaus interessante Qualitätsaspekte erkennbar, um gute von weniger guten Einrichtungen unterscheiden zu können.

Transparenzkriterien der ambulanten Pflege

1   Pflegerische Leistungen

1.1   Werden die individuellen Wünsche zur Körperpflege im Rahmen der vereinbarten Leistungserbringung berücksichtigt?

1.2   Werden die individuellen Wünsche zum Essen und Trinken im Rahmen der vereinbarten Leistungserbringung berücksichtigt?

1.3   Wurde die vereinbarte Leistung zur Flüssigkeitsversorgung nachvollziehbar durchgeführt?

1.4   Werden die individuellen Ressourcen und Risiken bei der Flüssigkeitsversorgung erfasst, wenn hierzu Leistungen vereinbart sind?

1.5   Wird der pflegebedürftige Mensch bzw. sein Angehöriger informiert bei erkennbaren Flüssigkeitsdefiziten?

1.6   Wurde die vereinbarte Leistung zur Nahrungsaufnahme nachvollziehbar durchgeführt?

1.7   Werden die individuellen Ressourcen und Risiken bei der Ernährung erfasst, wenn hierzu Leistungen vereinbart sind?

1.8   Wird der pflegebedürftige Mensch bzw. sein Angehöriger informiert bei erkennbaren Ernährungsdefiziten?

1.9   Werden individuelle Ressourcen und Risiken im Zusammenhang mit Ausscheidungen erfasst, wenn hierzu Leistungen vereinbart sind?

1.10   Wurde die vereinbarte Leistung zur Unterstützung bei Ausscheidungen/Inkontinenzversorgung nachvollziehbar durchgeführt?

1.11   Wenn bei der Erbringung von vereinbarten Leistungen beim pflegebedürftigen Menschen für den Pflegedienst ein individuelles Dekubitusrisiko erkennbar ist, wird dieses dann erfasst?

1.12   Wird im Rahmen der vereinbarten Leistung »Lagern« eine gewebeschonende Lagerung zur Vermeidung von Druckgeschwüren vorgenommen?

1.13   Werden die individuellen Risiken hinsichtlich der Kontrakturen bei der Erbringung der vereinbarten Leistungen berücksichtigt?

1.14   Werden die vereinbarten Leistungen zur Mobilität und deren Entwicklung nachvollziehbar durchgeführt?

1.15   Werden bei Menschen mit Demenz die biografischen und andere Besonderheiten bei der Leistungserbringung beachtet?

1.16   Werden die Angehörigen über den Umgang mit demenzkranken Pflegebedürftigen im Rahmen der Leistungserbringung informiert?

1.17   Liegen bei freiheitseinschränkenden Maßnahmen die notwendigen Einwilligungen oder Genehmigungen vor?

2   Ärztlich verordnete pflegerische Leistungen

2.1   Basieren die pflegerischen Maßnahmen zur Behandlung der chronischen Wunden oder des Dekubitus auf dem aktuellen Stand des Wissens?

2.2   Entspricht die Medikamentengabe der ärztlichen Verordnung?

2.3   Wird die Blutdruckmessung entsprechend der ärztlichen Verordnung durchgeführt, ausgewertet und werden hieraus die erforderlichen Konsequenzen gezogen?

2.4   Werden bei beatmungspflichtigen Menschen Vorbeugemaßnahmen gegen Pilzinfektionen in der Mundschleimhaut, Entzündungen der Ohrspeicheldrüse und Lungenentzündung sachgerecht durchgeführt?

2.5   Wird die Blutzuckermessung entsprechend der ärztlichen Verordnung durchgeführt, ausgewertet und werden hieraus die erforderlichen Konsequenzen gezogen?

2.6   Wird die Injektion entsprechend der ärztlichen Verordnung nachvollziehbar durchgeführt, dokumentiert und bei Komplikationen der Arzt informiert?

2.7   Wird mit Kompressionsstrümpfen/-verbänden sachgerecht umgegangen?

2.8   Wird die Katheterisierung der Harnblase entsprechend der ärztlichen Verordnung nachvollziehbar durchgeführt, dokumentiert und bei Komplikationen der Arzt informiert?

2.9   Wird die Stomabehandlung[1] entsprechend der ärztlichen Verordnung nachvollziehbar durchgeführt, dokumentiert und bei Komplikationen der Arzt informiert?

2.10   Ist bei behandlungspflegerischem Bedarf eine aktive Kommunikation mit dem Arzt nachvollziehbar?

3   Dienstleistung und Organisation in der ambulanten Pflege

3.1   Ist aus der Pflegedokumentation ersichtlich, dass ein Erstgespräch geführt wurde?

3.2   Wird durch den Pflegedienst vor Vertragsbeginn ein Kostenvoranschlag über die voraussichtlich entstehenden Kosten erstellt?

3.3   Gibt es wirksame Regelungen innerhalb des Pflegedienstes, die die Einhaltung des Datenschutzes sicherstellen?

3.4   Gibt es schriftliche Verfahrensanweisungen zum Verhalten der Pflegekräfte in Notfällen bei pflegebedürftigen Menschen?

---

1 Stomaträger sind Menschen mit künstlichem Darmausgang oder künstlicher Harnableitung.

3.5 Werden die Mitarbeiter regelmäßig in Erster Hilfe und Notfallmaßnahmen geschult?

3.6 Gibt es eine schriftliche Regelung zum Umgang mit Beschwerden?

3.7 Gibt es einen Fortbildungsplan, der sicherstellt, dass alle in der Pflege tätigen Mitarbeiter in die Fortbildungen einbezogen werden?

3.8 Ist der Verantwortungsbereich/sind die Aufgaben für die leitende Pflegefachkraft geregelt?

3.9 Ist der Verantwortungsbereich/sind die Aufgaben für die Mitarbeiter in der Hauswirtschaft geregelt?

3.10 Wird die ständige Erreichbarkeit und Einsatzbereitschaft des Pflegedienstes im Hinblick auf die vereinbarten Leistungen sichergestellt?

4 Befragung der Kunden in der ambulanten Pflege

4.1 Wurde mit Ihnen ein schriftlicher Pflegevertrag abgeschlossen?

4.2 Wurden Sie durch den Pflegedienst vor Leistungsbeginn darüber informiert, welche Kosten Sie voraussichtlich selbst übernehmen müssen?

4.3 Werden mit Ihnen die Zeiten der Pflegeeinsätze abgestimmt?

4.4 Fragen die Mitarbeiter des Pflegedienstes Sie, welche Kleidung Sie anziehen möchten?

4.5 Kommt ein überschaubarer Kreis von Mitarbeitern des Pflegedienstes zu Ihnen?

4.6 War der Pflegedienst bei Bedarf für Sie erreichbar und einsatzbereit?

4.7 Werden Sie von den Mitarbeitern des Pflegedienstes unterstützt/motiviert, sich teilweise oder ganz selber zu waschen?

4.8 Geben die Mitarbeiter Ihnen Tipps und Hinweise (Informationen) zur Pflege?

4.9 Hat sich nach einer Beschwerde etwas zum Positiven geändert?

4.10 Respektieren die Mitarbeiter des Pflegedienstes Ihre Privatsphäre?

4.11 Sind die Mitarbeiter höflich und freundlich?

4.12 Sind Sie mit den hauswirtschaftlichen Leistungen des Pflegedienstes zufrieden?

Transparenzkriterien der stationären Pflege

1 Pflege und medizinische Versorgung

1.1 Wird das individuelle Dekubitusrisiko erfasst?

1.2 Werden erforderliche Dekubitusprophylaxen durchgeführt?

1.3 Sind Ort und Zeitpunkt der Entstehung der chronischen Wunde/des Dekubitus nachvollziehbar?

1.4 Erfolgt eine differenzierte Dokumentation bei chronischen Wunden oder Dekubitus?

1.5 Basieren die Maßnahmen zur Behandlung der chronischen Wunden oder des Dekubitus auf dem aktuellen Stand des Wissens?

1.6 Werden die Nachweise zur Behandlung chronischer Wunden oder des Dekubitus (z.B. Wunddokumentation) ausgewertet und die Maßnahmen ggf. angepasst?

1.7 Werden individuelle Ernährungsrisiken erfasst?

1.8 Werden bei Einschränkung der selbstständigen Nahrungsversorgung erforderliche Maßnahmen bei Ernährungsrisiken durchgeführt?

1.9 Ist der Ernährungszustand angemessen im Rahmen der Einwirkungsmöglichkeiten der stationären Pflegeeinrichtung?

1.10 Werden individuelle Risiken bei der Flüssigkeitsversorgung erfasst?

1.11 Werden erforderliche Maßnahmen bei Einschränkungen der selbstständigen Flüssigkeitsversorgung durchgeführt?

1.12 Ist die Flüssigkeitsversorgung angemessen im Rahmen der Einwirkungsmöglichkeiten der stationären Einrichtung?

1.13 Erfolgt eine systematische Schmerzeinschätzung?

1.14 Kooperiert die stationäre Pflegeeinrichtung bei Schmerzpatienten eng mit dem behandelnden Arzt?

1.15 Erhalten Bewohner mit chronischen Schmerzen die ärztlich verordneten Medikamente?

1.16 Werden bei Bewohnern mit Harninkontinenz bzw. mit Blasenkatheter die individuellen Risiken erfasst?

1.17 Werden bei Bewohnern mit Harninkontinenz bzw. mit Blasenkatheter die erforderlichen Maßnahmen durchgeführt?

1.18 Wird das individuelle Sturzrisiko erfasst?

1.19 Werden bei Bewohnern mit erhöhtem Sturzrisiko erforderliche Maßnahmen gegen Stürze durchgeführt?

1.20 Wird die Notwendigkeit der freiheitseinschränkenden Maßnahmen regelmäßig überprüft?

1.21 Liegen bei freiheitseinschränkenden Maßnahmen Einwilligungen oder Genehmigungen vor?

1.22 Ist bei Bedarf eine aktive Kommunikation mit dem Arzt nachvollziehbar?

1.23 Enspricht die Durchführung der behandlungspflegerischen Maßnahmen der ärztlichen Anordnung?

1.24 Enstpricht die Medikamentenversorgung den ärztlichen Anordnungen?

1.25 Entspricht die Bedarfsmedikation den ärztlichen Anordnungen?

1.26 Ist der Umgang mit Medikamenten sachgerecht?

1.27 Sind Kompressionsstrümpfe/-verbände sachgerecht angelegt?

1.28 Wird bei Bewohnern mit Ernährungssonden der Geschmacksinn angeregt?

1.29 Ist die Körperpflege angemessen im Rahmen der Einwirkungsmöglichkeiten der stationären Pflegeeinrichtung?

1.30 Ist die Mund- und Zahnpflege angemessen im Rahmen der Einwirkungsmöglichkeiten der stationären Pflegeeinrichtung?

1.31 Wird die Pflege im Regelfall von denselben Pflegekräften durchgeführt?

1.32 Werden die Mitarbeiter in der Pflege und Betreuung regelmäßig in Erster Hilfe und Notfallmaßnahmen geschult?

2 Umgang mit demenzkranken Bewohnern in der stationären Pflege

2.1 Wird bei Bewohnern mit Demenz die Biografie des Bewohners beachtet und bei der Pflege und Betreuung berücksichtigt?

2.2 Werden bei Bewohnern mit Demenz Angehörige und Bezugspersonen in die Planung der Pflege und sozialen Betreuung einbezogen?

2.3 Wird bei Bewohnern mit Demenz die Selbstbestimmung in der Pflege und sozialen Betreuung berücksichtigt?

2.4 Wird das Wohlbefinden von Bewohnern mit Demenz im Pflegealltag ermittelt und dokumentiert und werden daraus Verbesserungsmaßnahmen abgeleitet?

2.5 Sind gesicherte Aufenthaltsmöglichkeiten im Freien vorhanden?

2.6 Können die Bewohner die Zimmer entsprechend ihren Lebensgewohnheiten gestalten?

2.7 Wird mit individuellen Orientierungshilfen gearbeitet?

2.8 Werden Bewohnern mit Demenz geeignete Freizeit-/Beschäftigungsangebote gemacht?

2.9 Gibt es ein bedarfsgerechtes Speisenangebot für Bewohner mit Demenz?

3 Soziale Betreuung und Alltagsgestaltung in der stationären Pflege

3.1 Werden im Rahmen der sozialen Betreuung Gruppenangebote gemacht?

3.2 Werden im Rahmen der sozialen Betreuung Angebote für Bewohner gemacht, die nicht an Gruppenangeboten teilnehmen können?

3.3 Gibt es Aktivitäten zur Kontaktaufnahme/Kontaktpflege mit dem örtlichen Gemeinwesen?

3.4 Gibt es Maßnahmen zur Kontaktpflege zu den Angehörigen?

3.5 Sind die Angebote der sozialen Betreuung auf die Struktur und Bedürfnisse der Bewohner ausgerichtet?

3.6 Gibt es Hilfestellungen zur Eingewöhnung in der stationären Pflegeeinrichtung?

3.7 Erfolgt eine regelhafte Überprüfung und ggf. Anpassung der Angebote zur Eingewöhnung durch die stationäre Pflegeeinrichtung?

3.8 Gibt es konzeptionelle Aussagen zur Sterbebegleitung?

3.9 Erfolgt eine nachweisliche Bearbeitung von Beschwerden?

4 Wohnen, Verpflegung, Hauswirtschaft und Hygiene in der stationären Pflege

4.1 Ist die Gestaltung der Bewohnerzimmer z. B. mit eigenen Möbeln, persönlichen Gegenständen und Erinnerungsstücken sowie die Entscheidung über ihre Platzierung möglich?

4.2 Wirken die Bewohner an der Gestaltung der Gemeinschaftsräume mit?

4.3 Ist der Gesamteindruck der Einrichtung im Hinblick auf Sauberkeit z. B.Ordnung, Geruch gut?

4.4 Kann der Zeitpunkt des Essens im Rahmen bestimmter Zeitkorridore frei gewählt werden?

4.5 Wird bei Bedarf Diätkost angeboten?

4.6 Ist die Darbietung von Speisen und Getränken an den individuellen Fähigkeiten der Bewohner orientiert?

4.7 Wird der Speiseplan in gut lesbarer Form eines Wochenplans bekannt gegeben?

4.8 Orientieren sich die Portionsgrößen an den individuellen Wünschen der Bewohner?

4.9 Werden die Mahlzeiten in für die Bewohner angenehmen Räumlichkeiten und ruhiger Atmosphäre angeboten?

5 Befragung der Bewohner in der stationären Pflege

5.1 Wird mit Ihnen der Zeitpunkt von Pflege- und Betreuungsmaßnahmen abgestimmt?

5.2 Entscheiden Sie, ob Ihre Zimmertür offen oder geschlossen gehalten wird?

5.3 Werden Sie von den Mitarbeitern motiviert, sich teilweise oder ganz selber zu waschen?

5.4 Sorgen die Mitarbeiter dafür, dass Ihnen z. B. beim Waschen außer der Pflegekraft niemand zusehen kann?

5.5 Hat sich für Sie etwas zum Positiven geändert, wenn Sie sich beschwert haben?

5.6 Entspricht die Hausreinigung Ihren Erwartungen?

5.7 Können Sie beim Mittagessen zwischen verschiedenen Gerichten auswählen?

5.8 Sind die Mitarbeiter höflich und freundlich?

5.9 Nehmen sich die Pflegenden ausreichend Zeit für Sie?

5.10 Fragen die Mitarbeiter der Pflegeeinrichtung Sie, welche Kleidung Sie anziehen möchten?

5.11 Schmeckt Ihnen das Essen?

5.12 Sind Sie mit den Essenszeiten zufrieden?

5.13 Bekommen Sie jederzeit ausreichend zuzahlungsfrei zu trinken angeboten?

5.14 Entsprechen die sozialen und kulturellen Angebote Ihren Interessen?

5.15 Wird Ihnen die Teilnahme an für Sie interessanten Beschäftigungsangeboten ermöglicht?

5.16 Wird Ihnen die erforderliche Unterstützung gegeben, um sich im Freien aufhalten zu können?

5.17 Können Sie jederzeit Besuch empfangen, wann sie wollen?

5.18 Erhalten Sie die zum Waschen abgegebene Wäsche zeitnah, vollständig und in einwandfreiem Zustand aus der Wäscherei zurück?

Erforderliche Dokumentationsunterlagen des ambulanten Pflegedienstes gemäß der Transparenzkriterien

Folgende Unterlagen werden vom ambulanten Pflegedienst zur Prüfung vorgelegt:

- Aufstellung über die Anzahl aller versorgten Personen (SGB XI, SGB V, Selbstzahler, Sonstige) sowie Pflegestufendifferenzierung der Leistungsempfänger nach SGB XI mit Datum
- Aufstellung über die Anzahl der Pflegebedürftigen mit:
  - Wachkoma
  - Beatmungspflicht
  - Dekubitus
  - Blasenkatheter
  - PEG-Sonde
  - Fixierung
  - Kontraktur
  - vollständiger Immobilität
  - Tracheostoma
  - MRSA
  - Diabetes mellitus
- Versorgungsvertrag des Pflegedienstes/Strukturerhebungsbogen
- Blanko-Pflegevertrag
- Ausbildungsnachweis der verantwortlichen Pflegefachkraft
- Weiterbildungsnachweis der verantwortlichen Pflegefachkraft
- Ausbildungsnachweis der stellvertretenden verantwortlichen Pflegefachkraft
- Pflegebezogene Ausbildungsnachweise der pflegerischen Mitarbeiter

- Aufstellung aller in der Pflege tätigen Mitarbeiter mit Name, Berufsausübung und Beschäftigungsumfang
- Aktuelle Handzeichenliste
- Liste der vom Pflegedienst vorgehaltenen Pflegehilfsmittel/Hilfsmittel
- Dienstpläne
- Touren-, Einsatzpläne
- Organigramm
- Pflegeleitbild
- Pflegekonzept
- Pflegedokumentationssystem
- Stellenbeschreibungen
- Nachweise über Pflegevisiten
- Nachweise über Fallbesprechungen
- Nachweise über Informationsweitergabe
- Nachweise über Dienstbesprechungen
- Konzept zur Einarbeitung neuer Mitarbeiter
- Fortbildungsplan
- Nachweise interne Fortbildung
- Nachweise externe Fortbildung
- Nachweise zum einrichtungsinternen Qualitätsmanagement
- Nachweise externes Qualitätsmanagement
- Leitlinien/Richtlinien/Standards
- Hygienestandard/-plan/-konzept
- Konzept zum Beschwerdemanagement
- Regelungen zum Umgang mit personenbezogenen Notfällen

Erforderliche Dokumentationsunterlagen für die stationäre Pflegeeinrichtung gemäß der Transparenzkriterien

Folgende Unterlagen werden von der stationären Pflegeeinrichtung zur Prüfung vorgelegt:

- Aufstellung über die Anzahl der vorgehaltenen und belegten Wohnplätze sowie der versorgten Bewohner, differenziert nach Wohnbereichen und Pflegestufen mit Datum
- Wohnbereichsbezogene Aufstellung über die Anzahl der Bewohner mit:
  - Wachkoma
  - Beatmungspflicht
  - Dekubitus
  - Blasenkatheter
  - PEG-Sonde
  - Fixierung
  - Kontraktur
  - vollständiger Immobilität
  - Tracheostoma
  - MRSA
  - Diabetes mellitus
- Versorgungsvertrag der Einrichtung/Strukturerhebungsbogen
- Ausbildungsnachweis der verantwortlichen Pflegefachkraft
- Weiterbildungsnachweis der stellvertretenden verantwortlichen Pflegefachkraft
- Pflegebezogene Ausbildungsnachweise der pflegerischen Mitarbeiter
- Aufstellung aller in der Pflege und Betreuung tätigen Mitarbeiter mit Name, Berufsausbildung und Beschäftigungsumfang
- Aktuelle Handzeichenliste
- Liste der von der Einrichtung vorgehaltenen Pflegehilfsmittel/Hilfsmittel
- Nachweise über Fallbesprechungen
- Nachweise über Informationsweitergabe
- Konzept zur Einarbeitung neuer Mitarbeiter
- Fortbildungsplan
- Nachweise interner Fortbildung
- Nachweise externer Fortbildung
- Nachweise zum einrichtungsinternen Qualitätsmanagement
- Pflegestandards/Leitlinien/Richtlinien
- Hygienestandards/-plan/-konzept
- Konzept zum Beschwerdemanagement
- Regelungen zum Umgang mit personenbezogenen Notfällen
- Hauswirtschaftsbezogene Ausbildungsnachweise der hauswirtschaftlichen Mitarbeiter

Aktivierungsnachweis

Datum	Café-Besuch, Bar-Besuch	Singen, Musizieren, Tanz	Basteln, Werken, Malen	Kochen, Backen	Sportliche Aktivitäten, Radeln, Spazieren gehen	Schwimmen, Genussbad	Anti-Sturz-Balancetraining	Sinnesschulung, Snoezeln	Erzählen, Vorlesen	Kirch-/Friedhofsbesuch	Ausflug, Picknick	Fest, Feier	Info-, Selbsthilfetreffen			
1.																
2.																
3.																
4.																
5.																
6.																
7.																
8.																
9.																
10.																
11.																
12.																
13.																
14.																
15.																
16.																
17.																
18.																
19.																
20.																
21.																
22.																
23.																
24.																
25.																
26.																
27.																
28.																
29.																
30.																
31.																

Atemskala

[Bienstein 2000]

Die Einschätzung der **Pneumoniegefährdung** kann mit Hilfe der Atemskala (nach Christel Bienstein) erfolgen. Sie führt 15 Risikofaktoren auf, welche die Pflegeperson hinsichtlich des jeweiligen Zustands des Patienten beurteilt und entsprechend bewertet. Aus der errechneten Punktzahl ergibt sich schließlich das Risiko des Patienten, an einer Lungenentzündung zu erkranken. Ein Pflegebedürftiger mit 0–6 Punkten ist nicht pneumoniegefährdet, während bereits ab 7 Punkten **Pflegeinterventionen zur Vorbeugung** einer Pneumonie geplant und durchgeführt werden müssen. Bei 16–45 Punkten besteht eine manifeste Atemstörung, die eine hochgradige Pneumoniegefahr anzeigt.

Risikofaktoren	Punkte	
Bereitschaft zur Mitarbeit	0: Kontinuierliche Mitarbeit 1: Mitarbeit nach Aufforderung	2: Nur nach Aufforderung 3: Keine
Vorliegende Atemwegserkrankungen	0: Keine 1: Leichter Infekt im Nasen-/Rachenraum	2: Bronchialinfekt 3: Lungenerkrankung
Frühere Lungenerkrankungen	0: Keine 1: Leichte, z. B. bronchopulmonale grippale Infekte	2: Schwere Verläufe 3: Schwere Lungenerkrankungen mit bleibender Atemfunktionseinschränkung
Immunschwäche	0: Keine 1: Leicht (z. B. lokale Infektion)	2: Erhöht 3: Völlig
Raucher/ Passivraucher	0: Nichtraucher, geringfügiger Passivraucher 1: Tgl. 6 Zigaretten mit 10–13 mg Teer/Kondensat oder regelm. Passivraucher	2: Tgl. 6 Zigaretten max. 10 mg Teer/Kondensat oder regelm. Passivraucher 3: Intensives Rauchen, mehr als 6 Zigaretten mit über 15 mg Teer/Kondensat oder ständig passiver Rauchkonsum
Schmerzen	0: Keine 1: Leichte Schmerzen, Dauerschmerzen	2: Mäßige atmungsbeeinflussende Schmerzen 3: Starke atmungsbeeinflussende Schmerzen
Schluckstörungen	0: Keine 1: Bei flüssiger Nahrung	2: Bei breiiger Nahrung 3: Komplette Schluckstörungen, auch beim Schlucken von Speichel
Manipulation oro-tracheale Maßnahmen	0: Keine 1: Pflegemaßnahmen, z. B. Nasen-/Mundpflege	2: Oro-nasale Absaugung 3: Orale/nasale/endotracheale Absaugung ohne oder mit liegendem Tubus
Mobilitätseinschränkung	0: Keine 1: Eingeschränkte Mobilität durch Gehhilfen kompensierbar	2: Hauptsächlich Bettruhe 3: Völlige Einschränkung

Risikofaktoren	Punkte	
Beruf	0: Kein lungengefährdeter Beruf	2: Für 2–10 Jahre
	1: Lungengefährdender Beruf < 2 Jahre	3: Über 10 Jahre
Intubationsnarkose, Beatmung	0: In den letzten 3 Wochen keine	2: Langdauernde Intubationsnarkose (über 2 Stunden)
	1: Kurze Intubationsnarkose (bis 2 Stunden)	3: Mehrere Intubationsnarkosen oder über 12 Stunden-Beatmung
Bewusstseinslage (Reaktion auf Ansprache)	0: Keine Einschränkung	2: Reagiert nicht folgerichtig
	1: Leichte Einschränkung (reagiert folgerichtig)	3: Keine Reaktion
Atemanstrengung	0: Zwerchfell- u. Thoraxatmung ohne Anstrengung	2: Zwerchfell- u. Thoraxatmung mit großer Anstrengung
	1: Zwerchfell- u. Thoraxatmung mit Anstrengung	3: Keine Zwerchfell- u. Thoraxatmung möglich
Atemfrequenz	0: 14–20 Atemzüge pro Minute	2: Regelmäßige brady- oder tachypnoeische Atmung
	1: Unregelmäßige Atmung	3: Regelmäßige, sehr tiefe oder auch oberflächliche Atemzüge oder zwischen brady- oder tachypnoeische wechselnde Atmung
Atemdepressive Medikamente	0: Keine	2: Regelm. Einnahme, mäßige Atemdepression
	1: Unregelm. Einnahme, geringe Atemdepression	3: Regelm. Einnahme spezif. atemdepressiver Medi. (z. B. Opiate, Barbiturate)
Summe:		

Barthel-Index

Der Barthel-Index ist die weltweit am häufigsten verwendete Skala zur Ermittlung der Selbsthilfeleistung. Er bietet darüber hinaus Formulierungshilfen zur Pflegeplanung, die die Pflegenden bei der Formulierung von Pflegeproblemen, Ressourcen, Pflegezielen und -maßnahmen verwenden können. Die Punktwerte der zehn Einheiten werden dabei addiert und der ermittelte Gesamtpunktewert stellt ein Maß für die Selbstständigkeit eines Patienten dar:

0 = völlig unselbstständig **bis 100** = völlig selbstständig

n. m. = nicht möglich **m. U.** = mit Unterstützung **selb.** = selbstständig

		Punkte

1. **Essen und Trinken (m. U., wenn Speisen vor dem Essen zurechtgeschnitten werden müssen)**

   n. m. = 0 ☐   m. U. = 5 ☐   selb. = 10 ☐   _____

2. **Umsteigen aus dem Rollstuhl ins Bett und umgekehrt (einschl. Aufsitzen im Bett)**

   n. m. = 0 ☐   m. U. = 5/10 ☐   selb. = 15 ☐   _____

3. **Persönliche Pflege (Gesicht waschen, Kämmen, Rasieren, Zähne putzen)**

   n. m. = 0 ☐   m. U. = 0 ☐   selb. = 5 ☐   _____

4. **Benutzung der Toilette (An-/Auskleiden, Körperreinigung, Wasserspülung)**

   n. m. = 0 ☐   m. U. = 5 ☐   selb. = 10 ☐   _____

5. **Baden/Duschen**

   n. m. = 0 ☐   m. U. = 0 ☐   selb. = 5 ☐   _____

6. **Gehen auf ebenem Untergrund**

   n. m. = 0 ☐   m. U. = 5 ☐   selb. = 10 ☐   _____

6a. **Fortbewegen mit dem Rollstuhl auf ebenem Untergrund (wenn Nr. 6 nicht möglich)**

   n. m. = 0 ☐   m. U. = 0 ☐   selb. = 5 ☐   _____

7. **Treppensteigen auf/ab**

   n. m. = 0 ☐   m. U. = 5 ☐   selb. = 10 ☐   _____

8. **An-/Ausziehen (einschl. Schuhe binden, Knöpfe schließen)**

   n. m. = 0 ☐   m. U. = 5 ☐   selb. = 10 ☐   _____

9. **Stuhlkontrolle**

   n. m. = 0 ☐   m. U. = 5 ☐   selb. = 10 ☐   _____

10. **Harnkontrolle**

   n. m. = 0 ☐   m. U. = 5 ☐   selb. = 10 ☐   _____

Summe (Punkte) =

Berichteblatt

Im Rahmen der Berichtsdokumentation ist es wichtig, Verläufe langzeitig darzustellen. Ist eine Veränderung aufgetreten, reicht es nicht aus, diese einmalig aufzuführen. Die PFK muss dies langfristig beobachten und schriftlich fixieren. Hat z. B. ein Pflegebedürftiger am heutigen Tag keinen Appetit und verweigert er alle Mahlzeiten, muss an den Folgetagen Bezug auf diese Problematik genommen werden. Teils weisen Berichteblätter in der Praxis fälschlicherweise einmalige Vorkommnisse auf, die nicht mehr weiter verfolgt wurden. Ein deutlicher Dokumentationsfehler liegt z. B. vor, wenn vor einem Monat der Vermerk »Hautrötung mit positivem Fingertest« vorliegt, dann keine weiteren Einträge zu diesem Problem erfolgten und zu diesem Thema gestern erst wieder notiert wurde, dass an derselben Stelle »ein Dekubitus dritten Grades« vorliegt!

Datum	P, RR, Temp., BZ	Beobachtungen (Was genau hat sich wann, wie, wo ... ereignet?)	Eingeleitete Maßnahmen	Handzeichen

Berner Schmerzscore

Für beatmete Früh- und Neugeborene [Eva Cignacco, 2001]

Parameter	0	1	2	3	Score
Subjektive Faktoren					
Schlaf	ruhiger Schlaf oder Phase physiologischer Wachheit	oberflächlicher Schlaf mit Augenblinzeln	erwacht spontan	kann nicht einschlafen	
Weinen	kein Weinen	kurze Weinphase (< 2 min)	vermehrtes Weinen (> 2 min)	vermehrtes und schrilles Weinen (> 2 min)	
Beruhigung	keine Beruhigung notwendig	< 1 min zur Beruhigung	> 1 min zur Beruhigung	> 2 min zur Beruhigung	
Hautfarbe	rosig	gerötet	leicht blass, evtl. marmoriert	marmoriert, blass, zyanotisch	
Mimik	entspannt	vorübergehend verkneift	vermehrt verkneift mit Zittern des Kinns	dauerhaft verkneift und Zittern des Kinns	
Gestik	entspannt	vorwiegend entspannt, kurz verkrampft	oft verkrampft, Entspannung ist aber möglich	permanent verkrampft	
Atmung	normal und ruhig (Ausgangswert)	oberflächlich, Atemfrequenz steigt innerhalb von 2 min um ca. 10–14 Atemzüge u./o. thorakale Einziehungen	oberflächlich, Atemfrequenz steigt innerhalb von 2 min um ca. 15–19 Atemzüge u./o vermehrt thorakale Einziehungen	oberflächlich und unregelmäßig, Atemfrequenz steigt innerhalb von 2 min um 20 Atemzüge starke thorakale Einziehungen	
Kein Schmerz: 0–8 Punkte Schmerz: > 8 Punkte				Summe subjektive Indikatoren	
Objektive Faktoren					
Herzfrequenz	Normal (Ausgangswert)	Zunahme von 20 bpm v. Ausgangswert, **mit** Rückgang zum Ausgangswert binnen 2 min	Zunahme von 20 bpm v. Ausgangswert, **ohne** Rückgang zum Ausgangswert binnen 2 min	Zunahme von 30 bpm v. Ausgangswert oder vermehrte Bradykardien binnen 2 min	
O_2-Sättigung	Senkung von 0–1,9 %	Senkung von 2–2,9 %	Senkung von 3–4,9 %	Senkung von 5 % und mehr	
Kein Schmerz: 0–10 Punkte Schmerz: > 10 Punkte				Summe Gesamtskala	

Beurteilung von Schmerzen bei Demenz (BESD)

Die zu pflegende Person wird zunächst zwei Minuten lang beobachtet. Dann werden die beobachteten Verhaltensweisen angekreuzt. Im Zweifelsfall gilt auch das vermeintlich beobachtete Verhalten. Es sind mehrere positive Antworten möglich (außer bei »Trost«). Für jede Kategorie sind maximal 2 Punktwerte zu vergeben. Für die Auswertung werden nur der jeweils höchste Werte der jeweiligen Kategorie addiert. Es ist ein maximaler Gesamtwert von 10 für Schmerzverhalten möglich. Ein Wert von 6 oder darüber in einer Mobilitätssituation wird von uns als behandlungsbedürftig angesehen.

☐ Beobachtung erfolgte in Ruhephasen des Klienten ☐ Beobachtung erfolgte während folgender Mobilisation des Klienten _____	nein	ja	Punkt-wert
Atmung (unabhängig von Lautäußerung)			
normal			0
gelegentlich angestrengt			1
kurze Hyperventilations-Phasen			
lautstark angestrengt			2
länge Hyperventilations-Phasen			
Cheyne-Stoke-Atmung*			
Negative Lautäußerung			
keine			0
gelegentlich stöhnen oder ächzen			1
sich leise negativ oder missbilligend äußern			
wiederholt beunruhigt rufen			2
laut stöhnen oder ächzen			
weinen			
Gesichtsausdruck, Mimik			
lächelnd oder nichts sagend			0
traurig			1
ängstlich			
sorgenvoll			
grimassiert			2
Körpersprache, Gestik			
entspannt			0
angespannt			1
nervös hin und her gehend			
nestelnd			
starre Gestik			2
geballte Fäuste			
angezogene Knie			
sich entziehen oder wegstoßen			
schlagen			
Trost			
nicht notwendig			0
Trösten, Ablenken o. Beruhigen durch Stimme o. Berührung möglich			1
Trösten, Ablenken o. Beruhigen durch Stimme o. Berührung nicht möglich			2
Summe/von max.			___/10

Andere Auffälligkeiten: _____

_____

* tiefer werdende und wieder abflachende Atemzüge mit Atempausen

Bewegungsanalyse (inkl. Bewegungs- und Lagerungsplan)

Individueller Unterstützungsbedarf: _____

Hilfsmittel zur Mobilisierung: _____

Das individuelle Gefährdungspotential beträgt hinsichtlich der

- Dekubitusgefahr lt. Bradenskala (S. 91): _____
- Sturzgefahr lt. Motilitätstest (S. 133): _____
- eingeschränkten Alltagskompetenz (S. 16): _____

Durchgeführte Mikrobewegungen

Datum: Zeit[1]: _____	Kreuzbein	Becken links	Becken rechts	Schulter links	Schulter links	Schulter rechts	Fersen, KnxF6;chel links	Hinterkopf, Ohren	Knie links/rechts					Handzeichen

Durchgeführte Umlagerungen

Zeit	Rücken	30° links	30° rechts	135° links	135° rechts		Bemerkungen	Handzeichen

---

1 Im Wechsel von 8–22 Uhr (15-minütig), nachts von 22–8 Uhr (stündlich).

Biografiebogen

Datum: _____

Anwesende bei der Anleitung zur biografischen Selbstreflexion:

_____

_____

Name, Vorname	
Familienstand/ Lebenspartner	
	Tel.: Adresse:
Religion/Glaube	
Kinder/Enkel	Tel.: Adresse:
	Tel.: Adresse:
	Tel.: Adresse:
Kindheit/Jugend	
Schulbildung/ Ausbildung/Beruf	
Wohn- und Lebens- verhältnisse	
Bezugspersonen	Tel.: Adresse:
	Tel.: Adresse:
Interessen	Früher: Heute:
Gewohnheiten/Rituale	
Prägende Ereignisse	
Umgang mit der Erkrankung	
Umgang mit Tod und Sterben	
Sonstiges	

_____

Unterschrift der Pflegefachkraft

Bradenskala (I. Teil)

Punkte	1 Punkt	2 Punkte	3 Punkte	4 Punkte
Sensorisches Empfindungsvermögen Fähigkeit, adäquat auf druckbedingte Beschwerden zu reagieren	**fehlt** • keine Reaktion auf schmerzhafte Stimuli; mögliche Gründe: Bewusstlosigkeit, Sedierung *oder* • Störung der Schmerzempfindung durch Lähmungen, die den größten Teil des Körpers betreffen (z. B. hoher Querschnitt)	**stark eingeschränkt** • eine Reaktion erfolgt nur auf starke Schmerzreize; Beschwerden können kaum geäußert werden (z. B. nur durch Stöhnen oder Unruhe) *oder* • Störung der Schmerzempfindung durch Lähmung, die die Hälfte des Körpers betrifft	**leicht eingeschränkt** • Reaktion auf Ansprache oder Kommandos – Beschwerden können aber nicht immer ausgedrückt werden (z. B. dass die Position geändert werden soll) *oder* • Störung der Schmerzempfindung durch Lähmung, die eine oder zwei Extremitäten betrifft	**vorhanden** • Reaktion auf Ansprache; Beschwerden können geäußert werden *oder* • keine Störung der Schmerzempfindung
Feuchtigkeit Ausmaß, in dem die Haut Feuchtigkeit ausgesetzt ist	**ständig feucht** • die Haut ist ständig feucht durch Urin, Schweiß oder Kot • immer wenn der Patient gedreht wird, liegt er im Nassen	**oft feucht** • die Haut ist häufig feucht • Bettzeug oder Wäsche muss mindestens einmal pro Schicht gewechselt werden	**manchmal feucht** • die Haut ist manchmal feucht • etwa einmal am Tag wird neue Wäsche benötigt	**selten feucht** • die Haut ist meist trocken • neue Wäsche wird selten benötigt
Aktivität Ausmaß der physischen Aktivität	**bettlägerig** • ans Bett gebunden	**sitzt auf** • kann mit Hilfe etwas laufen • kann das eigene Gewicht nicht allein tragen • braucht Hilfe, um aufzusitzen (Bett, Stuhl, Rollstuhl)	**geht wenig** • geht am Tag allein, aber selten und nur kurze Distanzen • braucht für längere Strecken Hilfe • verbringt die meiste Zeit im Bett oder Stuhl	**geht regelmäßig** • geht regelmäßig zwei- bis dreimal pro Schicht • bewegt sich regelmäßig
Mobilität Fähigkeit, die Position zu wechseln und zu halten	**komplett immobil** • kann auch keinen geringfügigen Positionswechsel ohne Hilfe ausführen	**Mobilität stark eingeschränkt** • bewegt sich manchmal geringfügig (Körper oder Extremitäten) • kann sich aber nicht regelmäßig allein ausreichend umlagern	**Mobilität gering eingeschränkt** • macht regelmäßig kleine Positionswechsel des Körpers und der Extremitäten	**mobil** • kann allein seine Position umfassend verändern

Bradenskala (II. Teil)

Punkte	1 Punkt	2 Punkte	3 Punkte	4 Punkte
Ernährung **Ernährungsge-** **wohnheiten**	**sehr schlechte** **Ernährung** • isst kleine Portionen nie auf, sondern etwa nur zwei Drittel • isst nur zwei oder weniger Eiweißportionen (Milchprodukte, Fisch, Fleisch) • trinkt zu wenig • nimmt keine Ergänzungskost zu sich *oder* • darf oral keine Kost zu sich nehmen *oder* • nur klare Flüssigkeiten *oder* • erhält Infusionen länger als fünf Tage	**mäßige Ernährung** • isst selten eine normale Essensportion auf, isst aber im Allgemeinen etwa die Hälfte der angebotenen Nahrung • isst etwa drei Eiweißportionen • nimmt unregelmäßig Ergänzungskost zu sich *oder* • erhält zu wenig Nährstoffe über Sondenkost oder Infusionen	**adäquate Ernährung** • isst mehr als die Hälfte der normalen Essensportionen • nimmt vier Eiweißportionen zu sich	**gute Ernährung** • isst immer die gebotenen Mahlzeiten auf • nimmt vier oder mehr Eiweißportionen zu sich • isst auch manchmal zwischen den Mahlzeiten • braucht keine Ergänzungskost *oder* • kann über eine Sonde oder Infusionen die meisten Nährstoffe zu sich nehmen
Reibung und **Scherkräfte**	**Problem** • braucht massive Unterstützung bei Lagewechsel • Anheben ist ohne Schleifen über die Laken nicht möglich • rutscht ständig im Bett oder (Roll-)Stuhl herunter, muss immer wieder hochgezogen werden • hat spastische Kontrakturen • ist sehr unruhig (z. B. scheuert auf den Laken)	**potenzielles Problem** • bewegt sich etwas allein oder braucht wenig Hilfe • beim Hochziehen schleift die Haut nur wenig über die Laken (kann sich etwas anheben) • kann sich über längere Zeit in einer Lage halten (Stuhl, Rollstuhl) • rutscht nur selten herunter	**kein Problem zur Zeit** • bewegt sich im Bett und Stuhl allein • hat genügend Kraft, sich anzuheben • kann eine Position lange Zeit halten, ohne herunterzurutschen	

Auswertung: 18–15 Punkte = geringes Dekubitusrisiko
14–13 Punkte = mittleres Dekubitusrisiko
12–10 Punkte = hohes Dekubitusrisiko
9–6 Punkte = sehr hohes Dekubitusrisiko

Bradford-Skala

(nach der Bradford-Dementia-Group, in: Konzepte und Materialien zur Einschätzung des Wohlbefindens von Menschen mit Demenz.)

Indikatoren für Wohlbefinden: 0 = Fehlende Anzeichen
1 = Gelegentliche Anzeichen
2 = Eindeutige Anzeichen

Es ist zu beachten, dass es sich um eine subjektive Einschätzung des Pflegeteams handelt und dabei keine exakten wissenschaftlichen Kriterien vorgegeben sind. Die Skala ist nicht nur einmal, sondern wiederholt (z. B. regelmäßig wöchentlich, vierzehntägig oder monatlich) auszufüllen. Ein langfristiges »leichtes Unwohlsein« ist dabei folglich graviernder zu bewerten als ein »kurzfristiges extremes Wohlbefinden«.

Indikator	0	1	2
1. Kommuniziert Wünsche, Bedürfnisse und Vorleiben			
2. Nimmt Kontakte zu anderen auf			
3. Zeigt Herzlichkeit und Zuneigung			
4. Zeigt Freude und Vergnügen			
5. Zeigt Wachsamkeit und Aktivitätsbereitschaft			
6. Nutzt verbliebene Fähigkeiten			
7. Findet kreative Ausdrucksmöglichkeiten			
8. Ist kooperativ und hilfsbereit			
9. Reagiert angemessen auf Menschen/Situationen			
10. Drückt der Situation entsprechende Gefühle aus			
11. Entspannte Körperhaltung oder Körpersprache			
12. Hat Sinn für Humor			
13. Zeigt Handlungsfähigkeit			
14. Hat Selbstrespekt			
Summe			

Cohen-Mansfield-Skala (CMAI-Skala, Cohen-Mansfield Agitation Inventory)

Die CMAI-Skala dient der Erfassung von herausfordernden Verhaltensweisen, um Betreuungsbedarfe von Menschen mit Demenz zu identifizieren. Für jeden der 29 Verhaltensmerkmale wird das Auftreten in den letzten 14 Tagen erfasst. Anhand der Häufigkeit kann der Handlungsbedarf beurteilt werden. Konkrete Interventionen ergeben sich nicht, weil sie an den Ursachen ausgerichtet werden müssen.

Verhalten	Nie	weniger als 1x pro Wo.	1x oder 2x pro Wo.	mehr- mals wö- chentl.	1 oder 2x am am Tag	mehr- mals am Tag	mehr- mals in der Stunde
	1	2	3	4	5	6	7
1. Schlagen (auch selbst)	O	O	O	O	O	O	O
2. Treten	O	O	O	O	O	O	O
3. Anfassen anderer (mit schmutzigen Hd.)	O	O	O	O	O	O	O
4. Stoßen (mit Gefahr von Stürzen)	O	O	O	O	O	O	O
5. Werfen mit harten Gegenständen	O	O	O	O	O	O	O
6. Beißen	O	O	O	O	O	O	O
7. Kratzen/ Kneifen	O	O	O	O	O	O	O
8. Bespucken (anderer)	O	O	O	O	O	O	O
9. Sich selbst verletzen (heiße Getränke usw.)	O	O	O	O	O	O	O
10. Zerreißen von Kleidungsstücken oder Zerstören des eigenen od. fremden Eigentums	O	O	O	O	O	O	O
11. Sexuelle körperliche Annährungsversuche	O	O	O	O	O	O	O
12. Eindringen in fremde Räume/ Liegen in fremden Betten	O	O	O	O	O	O	O
13. Inadäquates (Anziehen), Ausziehen	O	O	O	O	O	O	O
14. Gefährdung durch das Weglaufen	O	O	O	O	O	O	O
15. »Absichtliches« Fallen	O	O	O	O	O	O	O
16. Essen oder trinken ungeeigneter Substanzen	O	O	O	O	O	O	O
17. Nahrungsverweigerung	O	O	O	O	O	O	O
18. Urinieren/ Einkoten in den Wohnräumen (nicht als Folge der Inkontinenz)	O	O	O	O	O	O	O
19. Verstecken/Verlegen und/oder Sammeln von Gegenständen (aus fremden Zimmern)	O	O	O	O	O	O	O
20. Ausführen von Manierismen (?), Klopfen, Klatschen usw.	O	O	O	O	O	O	O
21. Intensive Beweglichkeit, extrem aufdringlich oder störend, verbal nicht beeinflussbar	O	O	O	O	O	O	O
22. Anhaltendes Schreien	O	O	O	O	O	O	O
23. Abweichende Vokalisation (Fluchen, verbale Aggressivität, wiederholte Fragen oder Klagen, ungewöhnliche Geräuschproduktion wie Stöhnen oder eigenartiges Lachen usw.)	O	O	O	O	O	O	O
24. Gefährden anderer durch Fehlhandlungen (Zerren aus dem Bett durch Bettgitter usw.)	O	O	O	O	O	O	O
25. Ständiges, nicht beeinflussbares Suchen nach Zuwendung	O	O	O	O	O	O	O

Bei den grau markierten Verhaltensstörungen (3., 9., 13., 15., 16., 19. und 21.) wird die Notwendigkeit einer besonderen Betreuung ausführlich begründet (Beschreibung der Störung, Art der Gefährdung usw.).

Ausgeprägte Antriebsstörungen: _____

Datum _____ Beobachtungszeit von_____ bis_____, davon ca. _____ Stunden im Schlaf.

Dehydratationsgefährdung

[Gültekin 2003]

Name der zu pflegenden Person: _____

Risiken	40 Punkte	30 Punkte	20 Punkte	10 Punkte
Alter	< 15	< 35	< 65	> 65
Compliance	nicht eingeschränkt	etwas eingeschränkt	sehr eingeschränkt	keine
Körperlicher Zustand	gut	mäßig	schlecht	sehr schlecht
Geistiger Zustand	klar	benommen, verwirrt	somnolent, delirant	stuporös, soporös, komatös
Disposition durch Medikamente	keine	leicht	mittel	stark
Flüssigkeitsaufnahme	ohne Hilfe	manchmal mit Hilfe	meistens mit Hilfe	immer mit Hilfe
Disposition durch Erkrankungen	keine	Ausprägung und Anzahl von: Verbrennung, Fieber, Diabetes, Diarrhoe, neurologische Erkrankungen, …		

Gesamtpunktzahl: _____

Maßnahmen zur Dehydratationsprophylaxe sind bei 210 Punkten und weniger erforderlich.

Datum: _____

Handzeichen: _____

Delirium-Screening durch Beobachtung

(Delirium Observation Screening Scale., DOS)

	Datum*:								
	Frühdienst Handzeichen:			**Spätdienst** Handzeichen:			**Nachtdienst** Handzeichen:		
	nie	Manchmal immer	Nicht beurteilbar	nie	Manchmal immer	Nicht beurteilbar	nie	Manchmal immer	Nicht beurteilbar
1. Nickt während des Gesprächs ein	0	1	–	0	1	–	0	1	–
2. Wird durch Reize der Umgebung schnell abgelenkt	0	1	–	0	1	–	0	1	–
3. Bleibt aufmerksam im Gespräch oder in der Handlung	1	0	–	1	0	–	1	0	–
4. Beendet begonnene Fragen oder Antworten nicht	0	1	–	0	1	–	0	1	–
5. Gibt unpassende Antworten auf Fragen	0	1	–	0	1	–	0	1	–
6. Reagiert verlangsamt auf Aufträge	0	1	–	0	1	–	0	1	–
7. Denkt irgendwo anders zu sein	0	1	–	0	1	–	0	1	–
8. Erkennt die Tageszeit	1	0	–	1	0	–	1	0	–
9. Erinnert sich an kürzliche Ereignisse	1	0	–	1	0	–	1	0	–
10. Nestelt, ist ruhelos, unordentlich und nachlässig	0	1	–	0	1	–	0	1	–
11. Zieht an Infusion, an Sonde oder an Katheter usw.	0	1	–	0	1	–	0	1	–
12. Reagiert unerwartet emotional	0	1	–	0	1	–	0	1	–
13. Sieht, hört oder riecht Dinge, die nicht vorhanden sind	0	1	–	0	1	–	0	1	–
Punkte									

Punkte Frühdienst, Spät-, und Nachtdienst am 1. Tag = _____
+ Punkte Frühdienst, Spät-, und Nachtdienst am 2. Tag = _____
+ Punkte Frühdienst, Spät-, und Nachtdienst am 3. Tag = _____
Gesamtpunkte dieser drei Tage = _____ : 3 = ____ (Endergebnis)

DemTect, Demenz Detection (I. Teil)

[von Pasquale Calabrese, Josef Kessler und Elke Kalbe 2000]

DemTect ist ein Befragungsinstrument zum Screening (zur Erfassung) leichter kognitiver Störungen, bei deren Durchführung auf eine störungsfreie Umgebung zu achten ist und die Testperson ein ausreichendes Hörvermögen besitzen muss.

Der Test ist bei leichten kognitiven Störungen sensitiver als der MMST. Er wird bei Menschen über 40 Jahren angewendet und dauert ca. 10–20 min. Die Schwergradeinteilung erfolgt getrennt für unter und über 60-jährige Personen (siehe DemTect-Umrechnungstabellen S. 99). Die maximale zu erreichende Punktzahl beträgt 18. Werte von 13–18 entsprechen der altersgemäßen kognitiven Leistung, Werte von 9–12 sprechen für eine leichte kognitive Beeinträchtigung und Werte ≤ 8 sprechen für einen Demenzverdacht.

Der Test besteht aus diesen fünf Untertests:

- Neugedächtnisbildung/Wortliste (maximal erreichbar sind 3 Punkte)
- Mentale Beweglichkeit/Zahlen-Umwandeln (maximal erreichbar sind 3 Punkte)
- Sprachproduktion/Supermarktaufgabe (maximal erreichbar sind 4 Punkte)
- Aufmerksamkeit/Zahlenfolge rückwärts (maximal erreichbar sind 3 Punkte)
- Gedächtnisabruf/Verzögerter Abruf (maximal erreichbar sind 5 Punkte).

Wortliste
»Ich werde Ihnen jetzt langsam eine Liste mit Worten vorlesen. Danach wiederholen Sie bitte möglichst viele dieser Worte. Auf die Reihenfolge kommt es nicht an.

Wortliste:

Teller	Hund	Lampe	Brief	Apfel	Hose	Tisch	Wiese	Glas	Baum
☐	☐	☐	☐	☐	☐	☐	☐	☐	☐

Vielen Dank. Nun nenne ich Ihnen die gleichen 10 Worte ein zweites Mal. Auch danach sollen Sie wieder möglichst viele Worte wiederholen.«

Wortliste:

Teller	Hund	Lampe	Brief	Apfel	Hose	Tisch	Wiese	Glas	Baum
☐	☐	☐	☐	☐	☐	☐	☐	☐	☐

Auswertung: Gewertet wird die Summe (max. 20) aller korrekt genannten Begriffe aus beiden Durchgängen.

DemTect, Demenz Detection (II. Teil)

Zahlen-Umwandeln

»Wie Sie in dem Beispiel sehen können, kann man die Ziffer »5« auch als Wort »fünf« schreiben und das Wort »drei« auch als Ziffer »3« schreiben. Ein Teil der Aufgabe ist so, wie wenn Sie einen Scheck ausfüllen würden. Ich bitte Sie nun, die Ziffern in Worte und die Worte in Ziffern zu schreiben.« Beispiel: 5 → fünf drei → 3 (Auswertung: Richtige Antworten, max. 4).

209 = _____

4054 = _____

Sechshunderteinundachtzig = _____

Zweitausendsiebenundzwanzig = _____

Supermarktaufgabe

»Nennen Sie mir bitte so viele Dinge wie möglich, die man im Supermarkt kaufen kann. Sie haben dafür eine Minute Zeit.« Auswertung: Kreuzen Sie für jeden genannten Begriff ein Kästchen an (max. 30 Begriffe). Wiederholungen werden nicht gezählt. Stoppt der Patient, kann darauf hingewiesen werden, dass er noch Zeit hat, weitere Begriffe zu nennen. Zeitgenau stoppen (Armbanduhr mit Sekundenzeiger).

☐ ☐ ☐ ☐ ☐   ☐ ☐ ☐ ☐ ☐   ☐ ☐ ☐ ☐
☐ ☐ ☐ ☐ ☐   ☐ ☐ ☐ ☐ ☐   ☐ ☐ ☐ ☐

Zahlenfolge rückwärts

»Ich werde Ihnen jetzt eine Zahlenreihe nennen, die Sie mir dann bitte in umgekehrter Reihenfolge wiederholen sollen. Wenn ich beispielsweise »vier – fünf« sage, dann sagen Sie bitte »fünf – vier.« Auswertung: Wurde der 1. Versuch (linke Spalte) richtig wiederholt, beginnt die nächste Reihe. Bei Fehlern, erhält der Patient den 2. Versuch (mittlere Spalte). Ist dieser nicht korrekt, ist die Aufgabe beendet. Gewertet wird die höchste Anzahl der Rückwärts-Wiederholungen (max. 6).

1. Versuch	2. Versuch	
7 – 2	8 – 6	2
4 – 7 – 9	3 – 1 – 5	3
5 – 4 – 9 – 6	1 – 9 – 7 – 4	4
2 – 7 – 5 – 3 – 6	1 – 3 – 5 – 4 – 8	5
8 – 1 – 3 – 5 – 4 – 2	4 – 1 – 2 – 7 – 9 – 5	6

DemTect, Demenz Detection (III. Teil)

Erneute Abfrage der Wortliste

»Ganz am Anfang dieses Tests habe ich Ihnen 10 Worte genannt. Können Sie sich noch an diese Worte erinnern?«
Auswertung: max. 10 richtig erinnerte Begriffe.

Teller	Hund	Lampe	Brief	Apfel	Hose	Tisch	Wiese	Glas	Baum
☐	☐	☐	☐	☐	☐	☐	☐	☐	☐

DemTect-Umrechnungstabellen (Umrechnung der Einzelergebnisse in Punkte)

Wortliste		Punkte
Anzahl genannter Begriffe		
< 60 Jahre	60 Jahre	
≤ 7	7	0
8–10	7–8	1
11–12	9–10	2
13	11	3

Zahlen-Umwandeln		Punkte
Anzahl richtiger Umwandlungen		
< 60 Jahre	60 Jahre	
0	0	0
1–2	1–2	1
3	3	2
4	4	3

Supermarkt-Aufgabe		Punkte
Anzahl genannter Begriffe		
< 60 Jahre	60 Jahre	
0–12	0–5	0
13–15	6–9	1
15–19	10–15	2
20	16	3

Zahlenfolge rückwärts		Punkte
Länge der Zahlenfolge		
< 60 Jahre	60 Jahre	
0	0	0
2-3	2	1
4	3	2
5	4	3

Verzögerter Abruf		Punkte
Anzahl genannter Begriffe		
< 60 Jahre	60 Jahre	
0	0	0
1–3	1–2	1
4–5	3–4	2
6	5	3

Auswertung/Umrechnung		
Aufgaben	Einzel-ergebnis	Punkte laut Umrech-nung
Wortliste Zahlen-Umwandeln Supermarkt-Aufgabe Zahlenfolge rückwärts Erneute Abfrage		
Gesamtergebnis DemTect:		

Handlungsempfehlungen

13–18 Punkte (altersgemäße kognitive Leistung): nach 12 Monaten bzw. bei Auftreten von Problemen erneut testen
9–12 Punkte (leichte kognitive Beeinträchtigung): nach 6 Monaten erneut testen – Verlauf beobachten
< 8 Punkte (Demenzverdacht): weitere diagnostische Abklärung, Therapie einleiten.

Ein- und Ausfuhrbogen

Name, Vorname: _____

Datum/Zeit	Einfuhr (enteral, parenteral)	+ ml	Gesamt	Ausfuhr (Urin, Sonde)	– ml	Gesamt	+/– Bilanz

Erfassung der sozialen Situation in der Geriatrie (I. Teil)

[nach Nikolaus et al. 1995]

I. Soziale Kontakte und Unterhalten		Punkte[1]	
1.	**Wie leben Sie?**		
	• schon lang allein	1	☐
	• seit kurzem allein (< 1 Jahr)	0	☐
	• bei Familienangehörigen oder mit rüstigem Partner	1	☐
	• mit Lebenspartner, der selbst Hilfe braucht	0	☐
2.	**Haben Sie Personen (auch professionelle Helfer), auf die Sie sich verlassen und die Ihnen zu Hause regelmäßig helfen können? (aufzählen!)**		
	• Bezugspersonen vorhanden	1	☐
	• keine Bezugspersonen vorhanden (weiter mit Frage 5)	0	☐
3.	**Wie oft sehen Sie diese Personen?**		
	• mehrmals täglich/jeden Tag	1	☐
	• ein-/mehrmals in der Woche	1	☐
	• selten (ein- bis zweimal im Monat)	0	☐
	• (fast) nie	0	☐
4.	**Wie ist Ihr Verhalten zu o.g. Personen?**		
	• Beziehung harmonisch und vertrauensvoll	1	☐
	• Beziehung teilweise konfliktbeladen und gespannt	0	☐
5.	**Wie haben sich in letzter Zeit Ihre Kontakte entwickelt?**		
	• habe neue Bekannte gewonnen	1	☐
	• keine Veränderung	1	☐
	• einige Kontakte habe ich aufgeben müssen	0	☐
	• habe nahezu alle wichtigen Kontakte verloren (z. B. Lebenspartner verstorben)	0	☐
6.	**Sind Sie mit diesem Zustand zufrieden?**		
	• fühle mich rundum gut versorgt	1	☐
	• es geht so, man muss zufrieden sein	0	☐
	• fühle mich einsam und im Stich gelassen	0	☐

I. Summe: _____

---

1 Bitte die zutreffende Punktzahl markieren und addieren.

Erfassung der sozialen Situation in der Geriatrie (II. Teil)

II. Soziale Aktivitäten	Punkte[1]	
1. Welchen Beruf haben Sie ausgeübt?		
2. Haben Sie Hobbysoder Interessen, die Sie noch regelmäßig betreiben? (aufzählen!)		
• Hobbys/Interessen vorhanden	1	☐
• keine Hobbys/Interessen	0	☐
3. Haben Sie ein Haustier?		
• Ja	1	☐
• Nein	0	☐
4. Wie oft verlassen Sie Ihre Wohnung? (Einkaufen, Erledigungen, Spazierengehen, [Arzt-] Besuche, Garten usw.)		
• täglich	1	☐
• mindestens ein- bis zweimal in der Woche	1	☐
• seltener als einmal pro Woche	0	☐
• (fast) nie	0	☐
5. Wie haben sich in letzter Zeit Ihre Interessen entwickelt?		
• habe noch neue Pläne und Interessen	1	☐
• keine Veränderung	1	☐
• habe einige Interessen aufgeben müssen	0	☐
• habe fast alle Interessen verloren	0	☐
6. Sind Sie mit diesem Zustand zufrieden?		
• voll und ganz, fühle mich nicht beeinträchtigt	1	☐
• fühle mich schon eingeschränkt, muss zufrieden sein	0	☐
• nein, bin durch Alter/Krankheit stark behindert	0	☐

II. Summe: _____

---

1 Bitte die zutreffende Punktzahl markieren und addieren.

Erfassung der sozialen Situation in der Geriatrie (III. Teil)

III. Wohnsituation	Punkte[1]	
1. Treppen		
• Wohnung im Erdgeschoss oder Lift im Haus	1	☐
• viele Treppen, erster Stock oder höher	0	☐
2. Komfort		
• Wohnung eingeschossig, geräumig und rollstuhlgängig	1	☐
• beengte Verhältnisse, Türschwellen, viele Teppiche	0	☐
• mehrere Wohnebenen, nicht rollstuhlgeeignet	0	☐
3. Heizung		
• gut und bequem beheizbar (Öl- oder Gaszentralheizung)	1	☐
• schlecht und mühsam heizbar (Kohle- oder Ölofen)	0	☐
4. Wasser		
• warmes Wasser in Küche und/oder Bad	1	☐
• kein warmes Wasser vorhanden	0	☐
5. Bad/WC		
• innerhalb der Wohnung, rollstuhlgeeignet	1	☐
• klein, nicht rollstuhlgängig, außerhalb der Wohnung	0	☐
6. Telefon		
• vorhanden	1	☐
• nicht vorhanden	0	☐
7. Beleuchtung		
• Treppenhaus und Flure hell, genügend Lichtschalter	1	☐
• Treppenhaus und Flure schummrig beleuchtet	0	☐
• wenig Lichtschalter	0	☐
8. Einkaufen		
• alle Geschäfte des täglichen Bedarfs leicht erreichbar	1	☐
• nur Bäcker/Metzger in der Nähe	0	☐
• alle Geschäfte weiter entfernt	0	☐
9. Nahverkehr		
• Haltestelle in der Nähe (< 1 km)	1	☐
• nächste Haltestelle weiter entfernt	0	☐
10. Wohndauer		
• wohnt schon lange Zeit in der Wohnung (> 5 Jahre)	1	☐
• hat innerhalb der letzten 5 Jahre Wohnung bezogen	0	☐
11. Fühlen Sie sich in Ihrer Wohnung und der Wohngegend wohl?		
• bin mit der Wohnsituation sehr zufrieden	1	☐
• geht so, muss zufrieden sein	0	☐
• bin unzufrieden	0	☐

III. Summe: _____

---

1 Bitte die zutreffende Punktzahl markieren und addieren.

Erfassung der sozialen Situation in der Geriatrie (IV. Teil)

IV. Ökonomische Verhältnisse[1]   Punkte[2]

1.   Wie viel Geld steht Ihnen monatlich zur Verfügung?

_____

2.   Kommen Sie mit Ihrem Geld gut über die Runden?

- ja   1   ☐

- es geht so; muss schon sehen, dass ich damit zurechtkomme   0   ☐

- nein, schlecht   0   ☐

3.   Haben Sie Ersparnisse, Vermögen (eigenes Haus)? (aufzählen!)

_____

_____

- ja, ausreichend   1   ☐

- nur wenig   0   ☐

- nein   0   ☐

4.   Regeln Sie Ihre Finanzen selbst?

- ja   1   ☐

- nein   0   ☐

IV. Summe: _____

I. Summe: _____

II. Summe: _____

III. Summe: _____

IV. Summe: _____

Gesamtsumme: _____

Auswertung: Gesamtsummen unter 17 Punkten weisen nach Nikolaus auf eine erschwerte Wiedereingliederung hin und erfordern einen Hausbesuch oder die Kontaktaufnahme mit einem Sozialdienst.

---

1 Beachte: Die Angaben unterliegen einem strengen Datenschutz! Die Ermittlung dieser Daten erfordert eine besondere Erlaubnis.
2 Bitte die zutreffende Punktzahl markieren und addieren.

Erfassungsbogen zur Bestimmung des Ernährungszustands

Mini-Nutritional-Assessment (I. Teil)

	Einteilung	Punkte
1. Hat der Patient einen verminderten Appetit? Hat er während der letzten 3 Monate wegen Appetitverlust, Verdauungsproblemen, Schwierigkeiten beim Kauen oder Schlucken weniger gegessen (Anorexie)?	0 = schwere Anorexie 1 = leichte Anorexie 2 = keine Anorexie	
2. Gewichtsverlust in den letzten 3 Monaten	0 = Gewichtsverlust > 3 kg 1 = ich weiß es nicht 2 = Gewichtsverlust zwischen 1 und 3 kg 3 = kein Gewichtsverlust	
3. Mobilität/Beweglichkeit	0 = vom Bett zum Stuhl 1 = in der Wohnung mobil 2 = verlässt die Wohnung	
4. Akute Krankheit oder psychischer Stress während der letzten 3 Monate?	0 = ja 2 = nein	
5. Psychische Situation	0 = schwere Demenz oder Depression 1 = leichte Demenz oder Depression 2 = keine Probleme	
6. Körpermassenindex (BMI) Körpergewicht Körpergröße^2	0 = BMI < 19 1 = BMI > 19–21 2 = BMI > 21–23 3 = BMI > 23	
7. Wohnsituation: Lebt der Patient unabhängig zu Hause?	0 = nein 1 = ja	
8. Medikamentenkonsum: Nimmt der Patient mehr als 3 Medikamente pro Tag?	0 = ja 1 = nein	
9. Hautprobleme: Schorf oder Druckgeschwüre?	0 = ja 1 = nein	
10. Mahlzeiten: Wie viele Hauptmahlzeiten isst der Patient pro Tag (Frühstück, Mittag- und Abendessen)?	0 = 1 Mahlzeit 1 = 2 Mahlzeiten 2 = 3 Mahlzeiten	
	Zwischenergebnis:	

Mini-Nutritional-Assessment (II. Teil)

	Einteilung	Punkte
	Übertrag (siehe I. Teil):	
11. Lebensmittelauswahl: Isst der Patient • mindestens einmal pro Tag Milchprodukte? ☐ ja ☐ nein • mindestens ein- bis zweimal pro Woche Hülsenfrüchte oder Eier? ☐ ja ☐ nein • jeden Tag Fleisch, Fisch oder Geflügel ☐ ja ☐ nein	0,0 = wenn 0 oder 1-mal »ja« 0,5 = wenn 2-mal »ja« 1,0 = wenn 3-mal »ja«	
12. Isst der Patient mindestens zweimal pro Tag Obst oder Gemüse?	0 = nein 1 = ja	
13. Wie viel trinkt der Patient pro Tag (Wasser, Saft, Kaffee, Tee, Wein, Bier)?	0,0 = weniger als 3 Gläser/Tassen 0,5 = 3–5 Gläser/Tassen 1,0 = mehr als 5 Gläser/Tassen	
14. Essensaufnahme mit/ohne Hilfe	0 = braucht Hilfe beim Essen 1 = isst ohne Hilfe, aber mit Schwierigkeiten 2 = isst ohne Hilfe, keine Schwierigkeiten	
15. Glaubt der Patient, dass er gut ernährt ist?	0 = schwerwiegende Unter-/Mangelernährung 1 = weiß es nicht oder leichte Unter-/Mangelernährung 2 = gut ernährt	
16. Im Vergleich mit gleichaltrigen Personen schätzt der Patient seinen Gesundheitszustand folgendermaßen ein:	0,0 = schlechter 0,5 = weiß es nicht 1,0 = gleich gut 2,0 = besser	
17. Oberarmumfang (in cm)	0,0 < 21 cm 0,5 = 21–22 cm 1 > 22 cm	
18. Wadenumfang (in cm)	0 < 31 cm 1 > 31 cm	
	Ergebnis:	

Auswertung: > 24 Punkte: unauffällig
17–23,5 Punkte: Risiko für Unterernährung
< 17 Punkte: Unterernährung

[Quelle: Rubenstein, L.Z./Jarker, J./Guigoz, Y./Vellas, B.: Comprehensive Geriatric Assessment (CGA) and the MNA®. In: Mini Nutritional Assessment (MNA®): Research and Practice in the Elderly. Vellas, B./Garry. P.J./ Guigoz. Y. (Hrsg.)Nestlé Nutrition Workshop Series. Clinical & Performance Programme, vol. 1, Karger, Bale 1997. MNA ist ein urheberrechtlich geschütztes Werk, Inhaberin der Urheberrechte: Nestec S.A. Vevey/ Schweiz; Inhaberin der Markenrechte: Société des Produits Nestlé S.A. Vevey/Schweiz]

Evaluationsbogen

Für alle pflegerische Einschätzungen gilt, dass deren Vorgaben und Eintragungen fachlich fundiert sein müssen. Nicht vergessen werden darf, dass Risikoeinschätzungen auch aus der eigenen Erfahrung der Pflegefachkraft (fachlicher Ermessensspielraum) heraus getroffen werden können. Aus Gründen der Einheitlichkeit und der systematischen Pflege sowie aufgrund der Beweislast bieten Übersichten und Listen brauchbare, unterstützende und absichernde Hilfen zur praktischen Umsetzung pflegewissenschaftlicher Erkenntnisse. Hinsichtlich der Zeitersparnis und insbesondere des KVP der Pflegequalität sei insbesondere auf die nicht starr festgelegte, sondern individuell gestaltbare Anwendung hingewiesen. Biografie und Nachweise der Grundpflege (direkten Pflege) wie Assessmentskalen, Bewegungspläne, Flüssigkeitsbilanz und Ernährungsprotokolle sind nach der vereinfachten Pflegedokumentation nicht als Regelanwendungen zu führen, sondern sollen nur (als Zusatzdokumente im Rahmen des Risikomanagements) entsprechend des pflegerischen Vorbehalts der zuständigen Pflegefachkraft begründet und befristet werden!

Evaluationsbogen nach LA

Tag/Monat Jahr LA (► S. 14f.)	20 ___	20 ___	20 ___	20 ___	20 ___	20 ___	20 ___	20 ___	20 ___
🗺									
☯									
🔒									
🚲									
💧									
🍽									
👫									
⧗									
🗣									
🛏									
👪									

Evaluationsbogen nach Themenfelder (pflegerelevante Kontextkategorien)/ vereinfachte Pflegedokumentation

Tag/Monat Jahr	20 ___	20 ___	20 ___	20 ___	20 ___	20 ___	20 ___	20 ___	20 ___
1. Themenfeld									
2. Themenfeld									
3. Themenfeld									
4. Themenfeld									
5. Themenfeld									
6. Themenfeld									

Hinweise: Das Evaluationsdatum ist jeweils individuell festzulegen. Zur Festlegung des Grades der Selbstständigkeit des Menschen kann diese Einteilung verwendet werden:

Grad 0 = **selbstständig** (keine pflegerelevanten Beeinträchtigungen)
Grad 1 = **bedingt selbstständig** (keine Fremdhilfe, selbstständige Ausführung, Hilfsmittel)
Grad 2 = **teilweise unselbstständig** (Fremdhilfe bei abhängiger Pflegeaktivität)
Grad 3 = **unselbstständig** (Unfähigkeit zur selbstständigen Aktivität)

Fixierungsprotokoll

Name, Vorname: _____

Adresse: _____

Betreuer: _____

Diagnose: _____

Angehörige: _____ ☐ **wurden informiert**

Grund der Fixierung: ☐ **Eigengefährdung**   ☐ **Fremdgefährdung**

                               ☐ **herausforderndes**   ☐ **pathologische**
                                     Verhalten   **Unruhe**

Einwilligung des Patienten: ☐ **vorhanden**   ☐ **nicht vorhanden**

Art der Fixierung: ☐ **Schrittgurt**   ☐ **durchgehende**   ☐ **Sitzgurt**
                                                            Bettseitenteile

Sonstiges: ☐ _____

Anlegen, Lösen und Beaufsichtigen der Fixierung[1]

Datum, Uhrzeit	Pflegemaßnahmen	Unterschrift

Anlagen: ☐ Einwilligung des Patienten
               ☐ Einwilligung des Betreuers
               ☐ Ärztliche Anordnung
               ☐ Genehmigung des Betreuungsgerichts

---

1 Datum, Uhrzeit, Pflegemaßnahmen, Beobachtungen und Betreuung dokumentieren, die Beaufsichtigung erfolgt entsprechend der richterlichen Genehmigung sowie der Fachlichkeit der Pflegenden.

Frowein-Score/Thrombose-Assessment

[Frowein 1997]

Risikofaktoren	Kategorie	Pkt.	Kategorie	Pkt.	Kategorie	Pkt.
Gefäßwandschädigung						
Varikosis	nein	0	leicht	1	Stark	4
Frühere Thrombose	nein	0	ja	4		
AVK	nein	0	Stadium I–II	2	Stadium III–IV	4
Alter	> 40	0	> 60	2	> 70	3
Hämodynamik						
Mobilität	mobil	0	teilmobil (bis ca. 12 Std./ Tag)	2	immobil (länger als 72 Std. ununterbrochen)	4
Lähmungen	nein	0	Querschnittlähmung, Halbseitenlähmung	3		
Frakturen	nein	0	Unterschenkel	2	Oberschenkel	7
Stützverband	nein	0	Gehgips	3	Liegegips	7
Herzinsuffizienz	nein	0	ja	4		
Herzinfarkt	nein	0	ja	4		
Schwangerschaft	nein	0	ja	1		
Postpartal	nein	0	ja	2		
Übergewicht	nein	0	< 15 % (nach Broca)	2	> 20 %	3
Blutzusammensetzung						
Schwere Entzündung	nein	0	ja	7		
Sepsis	nein	0	ja	7		
Maligner Tumor	nein	0	ja	7		
Operation	kleine Eingriffe < 30 Min.	1	Allgemeinchirurgie > 30 Min.	3	Malignom-OP, gr.; urol., gyn., u. orthop. OP	7
Schwere Verletzungen	nein	0	ja	7		
Orale Konzeption	nein	0	ja	2		
Rauchen	nein	0	ja	2		
	Spaltensumme:		Spaltensumme:		Spaltensumme:	

Gesamtsumme der drei Spaltensummen: _____ **Punkte**

Auswertungstabelle:

Punkte	Thromboserisiko
0	kein
1 bis 3	geringes
4 bis 6	mittleres
7 bis maximal	hohes

AVK-Stadien nach Fontaine:

I = beschwerdefrei bei fehlenden Fußpulsen
II = intermittierendes Hinken
III = Ruheschmerz
IV = Gewebsstörungen (Nekrose, Gangrän)
Sollgewicht nach Broca:
Körpergröße (cm) – 100 = Sollgewicht (kg)

Funktionelles Assessment der Alzheimer-Demenz

(FAST, Functional Assessment Staging, nach B. Reisberg 1982)

Reisberg-Klasse	Leitsymptome *(Schweregrad)*	Prognose*	Leistungs-fähigkeit	Sozialmedizinische Aufgaben *(Komplikationen)*
I.	keine Symptome *(Normales Altern)*	gut	Erwachsener	Aktivierung –
II.	Vergesslichkeit *(Normales Altern)*	gut	Erwachsener	Aktivierung, beruhigendes Gespräch *(Angst)*
III.	Versagen bei komplexeren Aufgaben in Beruf und Gesellschaft, z. B. Reisen an einen neuen Ort *(leicht)*	7 Jahre	Adoleszenz	faktischer Rückzug aus überfordernden Aufgaben *(Psycho-reaktive Symptome, Depression)*
IV.	benötigt Hilfe bei schwierigen Aufgaben des täglichen Lebens, z. B. Buchhaltung, Einkaufen, Einladungen	2–4 Jahre	8–12-jähriger	überwachte Selbständigkeit, Finanzüberwachung *(Psycho-reaktive Symptome, Angst, Depression, Verwirrung)*
V.	benötigt Hilfe bei der Wahl der Kleidung und beim Entscheid zum Baden	1–3 Jahre	5–10-jähriger	organisierter Tagesablauf, Teilzeithilfe (Familie und Pflegedienst), Tagespflege, Umgebungsmaßnahmen *(Psycho-reaktive Krisen)*
VI. a VI. b VI. c VI. d VI. e	Hilfe beim Ankleiden Hilfe beim Baden Hilfe bei der Toilette Urin-, Stuhlinkontinenz	5 Monate 5 Monate 5 Monate 4 Monate 10 Monate	5-jähriger 4-jähriger 4-jähriger 3-jähriger 2-jähriger	ganztägige Hilfe und Betreuung (Familie und Pflegedienst) oder Stationäre Pflege; Betreuer *(Psychotische Krisen)*
VII. a VII. b VII. c VII. d VII. e VII. f	Sprechvermögen 6 Worte kann nicht mehr sprechen kann nicht mehr gehen kann nicht mehr sitzen kann nicht mehr lachen kann nicht mehr Kopf halten	12 Monate 18 Monate 12 Monate 12 Monate 18 Monate unbestimmt	1-jähriger 1-jähriger 1-jähriger Kleinkind Kleinkind Säugling	Langzeitpflege *(Psychotische Krisen)*

* Bei Erreichen jeder Klasse wird die durchschnittliche Lebenszeit neu determiniert.

Geriatrische Depressionsskala (GDS)

[Yesavage et al. 1983]

1. Sind Sie grundsätzlich mit Ihrem Leben zufrieden?	ja ☐	nein ☐
2. Haben Sie viele Ihrer Aktivitäten und Interessen aufgegeben?	ja ☐	nein ☐
3. Haben Sie das Gefühl, Ihr Leben sei unausgefüllt?	ja ☐	nein ☐
4. Ist Ihnen oft langweilig?	ja ☐	nein ☐
5. Sind Sie die meiste Zeit guter Laune?	ja ☐	nein ☐
6. Haben Sie Angst, dass Ihnen etwas Schlimmes zustoßen wird?	ja ☐	nein ☐
7. Fühlen Sie sich die meiste Zeit glücklich?	ja ☐	nein ☐
8. Fühlen Sie sich hilflos?	ja ☐	nein ☐
9. Bleiben Sie lieber zu Hause, anstatt auszugehen und Neues zu unternehmen?	ja ☐	nein ☐
10. Glauben Sie, mehr Probleme mit dem Gedächtnis zu haben als die meisten anderen?	ja ☐	nein ☐
11. Finden Sie, es ist schön, jetzt zu leben?	ja ☐	nein ☐
12. Kommen Sie sich in Ihrem jetzigen Zustand ziemlich wertlos vor?	ja ☐	nein ☐
13. Fühlen Sie sich voller Energie?	ja ☐	nein ☐
14. Finden Sie, dass Ihre Situation hoffnungslos ist?	ja ☐	nein ☐
15. Glauben Sie, dass es den meisten Leuten besser geht als Ihnen?	ja ☐	nein ☐

Für die Fragen 1, 5, 7, 11 und 13 gibt es für die Antwort »nein« jeweils einen Punkt und für die anderen Fragen gibt es für die Antwort »ja« jeweils einen Punkt.

Dieser Erhebungsbogen kann vom Patienten selbst ausgefüllt werden.
Bei kognitiv stark eingeschränkten Personen ist das Ausfüllen der GDS nicht sinnvoll. Eine Punktzahl von mehr als 5 weist auf das Vorliegen einer Depression hin.

Häusliche Pflege-Skala (HPS)

(Gräßel, 1993)

Die Häusliche Pflege-Skala dient der Feststellung des Ausmaßes der pflegerischen Belastung sowie der Abschätzung, wie dringlich Entlastung benötigt wird. Außerdem können zeitliche Veränderungen der Belastung, insbesondere im Sinne von »Erfolgskontrollen«, bei Interventionsmaßnahmen jeglicher Art registriert werden

	stimmt genau = 3 Punkte	stimmt überwiegend = 2 Punkte	stimmt ein wenig = 1 Punkt	stimmt nicht = 0 Punkte
Durch die Pflege hat die Zufriedenheit mit meinem Leben gelitten.	3	2	1	0
Ich fühle mich oft körperlich erschöpft.	3	2	1	0
Ich habe hin und wieder den Wunsch, aus meiner Situation »auszubrechen«.	3	2	1	0
Ich empfinde mich manchmal nicht mehr richtig als »ich selbst«.	3	2	1	0
Mein Lebensstandard hat sich durch die Pflege verringert.	3	2	1	0
Durch die Pflege wird meine Gesundheit angegriffen.	3	2	1	0
Die Pflege kostet viel von meiner eigenen Kraft.	3	2	1	0
Ich fühle mich »hin- und hergerissen« zwischen den Anforderungen meiner Umgebung (z. B. Familie) und den Anforderungen durch die Pflege.	3	2	1	0
Ich sorge mich aufgrund der Pflege um meine Zukunft.	3	2	1	0
Wegen der Pflege leidet meine Beziehung zu Familienangehörigen, Verwandten, Freunden und Bekannten.	3	2	1	0
Summe	+ =	+ =	+ =	

Gesamtpunkte = _____

Auswertung:
Die Belastung durch die häusliche Pflege ist
niedrig = bei 0–9 Gesamtpunkten
mittel = bei 10–20 Gesamtpunkten
hoch = bei 21–30 Gesamtunkten.

Kontrakturgefährdung

[Gültekin 2003]

Name der zu pflegenden Person: _____

Risiken	40 Punkte	30 Punkte	20 Punkte	10 Punkte
Compliance	nicht eingeschränkt	etwas eingeschränkt	sehr eingeschränkt	keine
Körperlicher Zustand	gut	mäßig	schlecht	sehr schlecht
Geistiger Zustand	klar	benommen, verwirrt	somnolent, delirant	stuporös, soporös, komatös
Mobilität	geht ohne Hilfe	geht mit Hilfe	rollstuhlbedürftig	bettlägerig
Motorik	nicht eingeschränkt	etwas eingeschränkt	sehr eingeschränkt	total eingeschränkt
Disposition durch Erkrankungen	keine	Ausprägung und Anzahl von: Verbrennungen, Lähmungen, OP-Wunden, neurologische Erkrankungen, ...		

Gesamtpunktzahl: _____

Maßnahmen zur Kontrakturprophylaxe sind bei 180 Punkten und weniger erforderlich.

Datum: _____

Handzeichen: _____

KUSS – Kindliche Unbehagen- und Schmerzskala

[Büttner 2000]

Beobachtung	Bewertung	Punkte
Weinen	gar nicht	0
	Stöhnen, Jammern, Wimmern	1
	Schreien	2
Mimik	entspannt, lächelt	0
	Mund verzerrt	1
	Mund und Augen grimassiert	2
Rumpfhaltung	Neutral	0
	Unstet	1
	Aufbäumen, Krümmen	2
Beinhaltung	Neutral	0
	strampelnd, tretend	1
	an den Körper gezogen	2
Motorische Unruhe	nicht vorhanden	0
	Mäßig	1
	Ruhelos	2
Summe		

Diese Skala eignet sich zur postoperativen Schmerzerfassung für Neugeborene und Kleinkinder bis zu vier Jahren. Für jeden Punkt ist nur eine Aussage zulässig. Die Dauer der Beobachtung beträgt 15 Sekunden. Es können maximal 10 Punkte erreicht werden. Der Cutt-off-Punkt, d. h. der Wert, bei dem eine Schmerztherapie eingeleitet werden muss, liegt bei 4. Mit steigender Punktzahl nimmt die Dringlichkeit zu.

Meldeformular für Zwischenfälle/eingetretene Schäden

[aus Kahla-Witzsch/Platzer 2007]

	Meldeformular für Zwischenfälle			
	Revision 0		Stand:	Seite 1 von 1
Ersteller: N.N.	Datum:	Geprüft: N.N.	Datum:	Freigegeben: N.N. Datum:

1. Zwischenfall im Zusammenhang mit einer Medikamentengabe

Art der Medikamentengabe: □ i.v. □ s.c. □ i.m. □ oral □ andere
Art des Fehlers:
□ Reaktion auf Medikament _____   □ falsche Dosierung
□ ausgelassene Medikamentengabe   □ verspätete Verabreichung
□ Medikamentenverwechslung   □ andere_____
□ Trübung, Ausflockung eines Medikamentes
Gründe für den Fehler:
□ Anordnungsfehler   □ Etikettierfehler
□ vergessene Verabreichung   □ Lesefehler
□ Inkompatibilität nicht bekannt   □ andere _____

2. Zwischenfall im Zusammenhang mit Infusionen, Transfusionen und Injektionen

Art des Zugangs:
□ peripher-venös   □ zentral-venös   □ arteriell
□ Port-Katheter   □ intrathekal   □ sonstige _____
Art des Fehlers:
□ falscher Zugang   □ Diskonnektion   □ falsche Applikation
□ Geräteproblem   ○ Unterbrechung   ○ falsche Einstellung ○ Fehlfunktion
　　　　　　　　○ Benutzerfehler
Gründe für den Fehler:

3. Zwischenfall im Zusammenhang mit der Mobilität

Art des Vorfalls:
□ Bettsturz   □ Bettsturz bei Schutzgitter   □ Sturz auf dem Weg zu _____
Gründe für den Fehler:
□ Mangelnde Beaufsichtigung   □ hyperaktiver Patient   □ Medikamenteneinfluss
□ Bodenbeschaffenheit   □ Sicherung des Betts   □ falsches Schuhwerk
□ mangelnde Aufklärung der Eltern   □ andere _____

4. Hautschädigung

Art:
□ Verbrennung   □ Entzündung   □ Bluterguss
□ Abschürfung   □ Dekubitus   □ sonstige _____
Gründe:

5. Zwischenfall im Zusammenhang mit der Nutzung technischer Geräte
Gerät:
Art des Fehlers:
Gründe für den Fehler:

_____   _____
Datum   Unterschrift

Meldebogen zur Meldung kritischer Zwischenfälle	Logo der Einrichtung

Hinweis:
- Ein kritischer Zwischenfall ist ein ungewolltes Ereignis, das Personen oder Geräte gefährden kann, aber **nicht** schädigt bzw. **noch nicht geschädigt hat.**
- Die **Angabe von Namen bzw. Hinweisen auf bestimmte Personen sind zu vermeiden.** Personenbezogene Daten werden vom Risikomanagement-Beauftragten geschwärzt und sind somit nicht Bestandteil der Auswertung.
- Für Meldungen über eingetretene Schäden ist das Schadenserfassungsprotokoll zu verwenden!
- Für Beschwerden über Mitarbeiter/innen ist der Personalweg einzuhalten!

Art des Vorfalls:
Gefährdung für: Patienten/in ☐ Mitarbeiter/in ☐ Dritte Personen ☐

Medizinische/technische Geräte ☐ Inventar/Ausstattung ☐

Sonstiges ☐

Ort/Zeit:

Wo hat sich der Vorfall ereignet? (Uhrzeit)

Schilderung des Vorfalls: *(ohne Nennung von Namen!)*

_____

_____

_____

_____

Gab es Umstände, die den Vorfall begünstigt haben?

Räumlichkeit/Ausstattung/Infrastruktur:

Nasser Boden ☐ Schlechte Beleuchtung ☐ Technischer Defekt ☐

Anderes: _____

Menschliche Gründe:

Zeitdruck ☐ Mangelnde Erfahrung ☐ Unaufmerksamkeit ☐ Angst ☐

Andere Ursachen: _____

Organisatorische Gründe:

Mangelnde Absprache ☐ Informationsmangel ☐

Andere Ursachen: _____

Sonstiges: _____

Dringlichkeit: Niedrig ☐ Wichtig ☐ Kritisch ☐
(Keine Maßnahmen notwendig) (Maßnahmen notwendig!) (Ein lebensbedrohlicher bzw. schwerer Zwischenfall hätte eintreten können.)

Welche potenziellen Folgen hätte der Vorfall Ihrer Meinung nach haben können? (mögliche Schäden/Verletzungen/Probleme)

_____

_____

_____

Gibt es Faktoren, die den Vorfall verhindert hätten? Wenn ja, welche?

Gibt es Ihrer Meinung nach präventive Maßnahmen, die ergriffen werden können?

_____

_____

_____

Ersteller   Datum

(aus Kahla-Witzsch/Platzer 2007)

Mini-Mental-Test

Erfassung der Demenz mit dem Mini-Mental-Test (Folstein-Test)

Max. Punkte	Parameter/Test
5	**1. Orientierungzeitlich** Welches Jahr? Jahreszeit/Monat/Wochentag/Datum heute (Jeweils ein Punkt)
5	**2. Orientierung örtlich** Wo sind wir? Land/Bundesland/Ort/Klinik-Praxiseinrichtung/Arztname (Jeweils ein Punkt)
3	**3. Aufnahmefähigkeit** Nachsprechen der drei Worte: Apfel/Pfennig/Tisch (Ein Wort pro Sekunde, drei Punkte)
5	**4. Aufmerksamkeit und Rechnen** Von 100 jeweils 7 subtrahieren (93/86/79/72/65) oder das Wort Stuhl rückwärts buchstabieren (Pro Antwort ein Punkt, nach fünf Antworten aufhören)
3	**5. Gedächtnis** Frage nach den unter 3. nachgesprochenen Worten (Apfel/Pfennig/Tisch) (Pro richtiger Begriff ein Punkt)
3	**6. Sprache** Benennen der Gegenstände: Bleistift/Kugelschreiber (Ein Punkt), Uhr (Ein Punkt) Nachsprechen: »Wie Du mir, so ich Dir.« (Ein Punkt)
3	**7. Befehlsausübung dreiteilig** »Nehmen Sie das Blatt in die rechte Hand, falten Sie es in der Mitte und legen Sie es auf den Boden!« (Jeder Teil ein Punkt)
1	**8. Lesen und Ausführen** Extrablatt vorbereiten! Folgendes lesen und ausführen: »Schließen Sie Ihre Augen!« (Ein Punkt für beides)
1	**9. Schreiben** »Schreiben Sie einen x-beliebigen Satz!« (Mindestens ein Subjekt und ein Verb) Nicht diktieren, muss spontan geschrieben werden! (Ein Punkt)
1	**10. Kopieren (konstruktive Praxis)** Extrablatt vorbereiten und zwei sich überschneidende Fünfecke (Geometrische Figur) nachzeichnen lassen (Ein Punkt)

_____ **(Summe)**

Auswertung:
25–30 Punkte = keine Demenz
22–24 Punkte = mäßige Demenz
 0–21 Punkte = erhebliche Demenz

Modifizierte Autar[1]-Skala/DVT[2]-Assessment

[aus dem Englischen übersetzt, Kamphausen 2009]

Name: _____ Datum: _____

Alter		Unfälle (nur präoperativ berücksichtigen)	
10–30	0 Punkte	Kopf	1 Punkt
31–40	1 Punkt	Brust	1 Punkt
41–50	2 Punkte	Wirbelsäule	2 Punkte
51–60	3 Punkte	Becken	3 Punkte
> 60	4 Punkte	untere Extremitäten	4 Punkte
BM-Index		**Operationen**	
16–19	0 Punkte	kleine Eingriffe (< 30 Min.)	1 Punkt
20–25	1 Punkt	großer Eingriff (> 30 Min.)	2 Punkte
26–30	2 Punkte	Großer notfallmäßiger Eingriff	3 Punkte
31–40	3 Punkte	Thorax-OP	3 Punkte
		Bauch-OP	3 Punkte
		urologische OP	3 Punkte
		neurochirurgische OP	3 Punkte
		orthopädische OP	4 Punkte
Spezielle Risikogruppen		**Risikoerkrankungen**	
orale Kontrazeptiva	0 Punkte	Colitis ulcerosa	1 Punkt
25–35 Jahre	1 Punkt	Sichelzellanämie	2 Punkte
> 35 Jahre	2 Punkte	Polyzythämie	2 Punkte
Schwangerschaft/Kindbett	3 Punkte	Hämolytische Anämie	2 Punkte
		Chronische Herzerkrankung	3 Punkte
Mobilität		Herzinfarkt	4 Punkte
gehfähig	0 Punkte	Maligne Tumore	5 Punkte
eingeschränkt; benötigt Unterstützung	1 Punkt	Varicosis	6 Punkte
sehr eingeschränkt; braucht Hilfe	2 Punkte	frühere DVT oder CVA[3]	7 Punkte
immobil, aus dem Bett mobilisierbar	3 Punkte		
vollständig bettlägerig	4 Punkte		

Summe: _____ **Punkte**

Auswertungstabelle:

Punkte	Thromboserisiko
</= 6	kein
7 bis 10	geringes (10 %)
11 bis 14	mittleres (11–40 %)
> 14	hohes (> 40 %)

---

1 Ricky Autar (Dozent der Erwachsenenpflege).
2 DVT (Deep Vein Thrombosis, tiefe Venenthrombose).
3 CVA (Chronic Vein Alteration, chronische Venenschädigung).

Nurses Observation Scale for Geriatric Patients (NOSGER)

[nach Brunner/Spiegel (1990); Wahle/Häller/Spiegel (1996)]

Wenn eine Eigenanamnese (z. B. bei starker Bewusstseinseinschränkung) schwierig oder unmöglich ist, erfolgt die Fremdanamnese mittels Befragung von Bezugspersonen:

Fragen zur Fremdanamnese	immer	meistens	oft	hin und wieder	nie
1. Kann sich ohne Hilfe rasieren/schminken, Haare kämen.					
2. Verfolgt bestimmte Sendungen im Radio oder Fernsehen.					
3. Sagt, er/sie sei traurig.					
4. Ist unruhig in der Nacht.					
5. Nimmt Anteil an den Vorgängen im Zimmer.					
6. Bemüht sich um Ordnung im Zimmer.					
7. Kann den Stuhlgang kontrollieren.					
8. Setzt eine Unterhaltung nach einer Unterbrechung richtig fort.					
9. Kann kleine Besorgungen (Zeitung, Esswaren) selber machen.					
10. Sagt, er/sie fühle sich wertlos.					
11. Pflegt ein Hobby.					
12. Wiederholt im Gespräch immer wieder den gleichen Punkt.					
13. Wirkt traurig oder weinerlich.					
14. Wirkt sauber und ordentlich.					
15. Läuft davon.					
16. Kann sich an Namen von engen Freunden erinnern.					
17. Hilft anderen, so weit körperlich dazu im Stande.					
18. Verlässt das Haus in ungeeigneter Kleidung.					
19. Kann sich in der gewohnten Umgebung orientieren.					
20. Ist reizbar und zänkisch, wenn man ihn/sie etwas fragt.					
21. Nimmt Kontakt mit Personen in der Umgebung auf.					
22. Erinnert sich, wo Kleider und andere Dinge liegen.					
23. Zeigt herausforderndes Verhalten (in Worten und Taten).					
24. Kann die Blasenfunktion (Urin) kontrollieren.					
25. Erscheint gut gelaunt.					
26. Hält den Kontakt zu Bezugspersonen aufrecht.					
27. Verwechselt Personen.					
28. Freut sich auf gewisse Ereignisse.					
29. Wirkt im Kontakt mit Bezugspersonen freundlich und positiv.					
30. Ist eigensinnig: Hält sich nicht an Anweisungen und Regeln.					

Zu beurteilen ist das Verhalten des Pflegebedürftigen in den letzten 14 Tagen.
Wo hat sich die/der Pflegebedürftige in den letzten 14 Tagen aufgehalten?

_____

_____

Obstipationsgefährdung

[Gültekin 2003]

Name der zu pflegenden Person: _____

Risiken	40 Punkte	30 Punkte	20 Punkte	10 Punkte
Alter	< 15	< 35	< 65	> 65
Compliance	nicht eingeschränkt	etwas eingeschränkt	sehr eingeschränkt	keine
Körperlicher Zustand	gut	mäßig	schlecht	sehr schlecht
Geistiger Zustand	klar	benommen, verwirrt	somnolent, delirant	stuporös, soporös, komatös
Mobilität	keine	leicht	mittel	stark
Motorik	ohne Hilfe	manchmal mit Hilfe	meistens mit Hilfe	immer mit Hilfe
Disposition durch Medikamente	keine	leicht	mittel	stark
Disposition durch Erkrankungen	keine	Ausprägung und Anzahl von: Neigung zu Obstipation, Fieber, Dehydratation, neurologischen Erkrankungen, Lähmungen, gastrointestinalen Erkrankungen u. a.		

Gesamtpunktzahl: _____

Maßnahmen zur Obstipationsprophylaxe sind bei 240 Punkten und weniger erforderlich.

Datum: _____

Handzeichen: _____

Pflegeanamnese

Pflegeanamnese (I. Teil) vom: _____

für Herrn/Frau: _____

Geburtsdatum: _____

Vitale Funktionen aufrechterhalten können (Atmen, Regulieren der Körpertemperatur)

_____

_____

_____

_____

Sich situativ anpassen können (Biografie, Schmerzen, Angst)

_____

_____

_____

_____

Für Sicherheit sorgen können (Selbst-/Fremdgefährdung, Sturzgefahr, Fixierung)

_____

_____

_____

_____

Sich bewegen können (Art der Einschränkung, Hilfsmittel, Dekubitus, Kontrakturen)

_____

_____

_____

_____

Sich sauber halten und kleiden können (Haut-, Mund-, Zahn-, Haar- und Nagelpflege, Hilfsmittel)

_____

_____

_____

_____

Pflegeanamnese (II. Teil) vom: _____

für Herrn/Frau: _____ Geburtsdatum: _____

⧖ Essen und trinken können (Ernährungszustand, Trinkmenge, Hilfsmittel, Hilfebedarf)

_____

_____

_____

_____

👤👤 Ausscheiden können (Wasserlassen, Stuhlgang, Inkontinenz, Hilfsmittel, Hilfebedarf)

_____

_____

_____

_____

⧖ Sich beschäftigen können (Tagesstruktur, Gewohnheiten, Hobbys, Interessen)

_____

_____

_____

_____

🗣 Kommunizieren können (Hören, Sehen, Sprechen, Erinnern, Orientierung, Bewusstsein)

_____

_____

_____

_____

🛏 Ruhen und schlafen können (Ein-/Durchschlafstörungen, Mittagsschlaf, Schlafgewohnheiten)

_____

_____

_____

_____

👨‍👩‍👧 Soziale Bereiche des Lebens sichern können (Familie, Freunde, Kontaktfähigkeit)

_____

_____

_____

Pflegerische Überwachung der Arzneimittelwirkung (PÜdA-Skala nach Henke)

Die richtige Kontrolle der Arzneimittelwirkung erfordert eine besonders verantwortungsbewusste und aufmerksame Beobachtung von unerwünschten Wirkungen nach der Einnahme des Arzneimittels. Die Vielfalt der möglichen Wirkungen, Neben- und Wechselwirkungen von Arzneimitteln erfordert eine **professionelle Krankenbeobachtung**. Dabei haben Pflegefachkräfte gegenüber der Ärzteschaft einen vergleichsweise relativ engen Kontakt zur/zum Pflegebedürftigen. Die PÜdA-Skala unterstützt sie bei der systematischen Kontrolle der Arzneimittelwirkung. Mit einer numerischen Rangskala von 1 bis 4 erfasst die Pflegefachkraft, ob die aufgeführten Symptome am Tag dieses Assessments bei der zu pflegenden Person »nicht«, »selten«, »häufig« oder »sehr oft« beobachtet wurden. Das ist besonders bei akuten Veränderungen eines Krankheitsbildes sowie bei Neuaufnahmen und als kontinuierliche Beobachtung von Krankheitsverläufen notwendig.

Selbst bei einem Optimum von null Punkten ist eine Überprüfung und Anpassung der Medikation (durch den Arzt) oder zumindest eine Erfolgskontrolle erforderlich. Somit muss nicht erst wertvolle Zeit vergehen, bis der Arzt über die Arzneimittelwirkung in Kenntnis gesetzt ist. Insbesondere **Überdosierungen** stellen in der praktischen Arzneimitteltherapie als Ursache für unerwünschte Arzneimittelwirkungen ein Problem dar. Die fehlerhafte Anwendung von Arzneimitteln zu vermeiden, ist die primäre Aufgabe des behandelnden Arztes. Die Auswertung und die Konsequenzen der PÜdA-Skala sind nur die Aufgaben des Arztes.

Mit der Skala unterstützt die Pflegekraft den Arzt bei der **Überwachung**. Falls in der Pflegesituation Grund zu der Annahme besteht, dass eine unerwünschte Arzneimittelwirkung noch nicht bekannt ist oder die Überdosierung eines Arzneimittels auf einer fehlerhaften oder verwirrenden Kennzeichnung beruht, ist es die wichtige Aufgabe der Pflegenden, die Ärzte zu informieren.

Die Häufigkeit der Erfassung der pflegerischen Überwachung der Arzneimittelwirkung liegt im Ermessen der Pflegeprofession der zuständigen Pflegefachkraft. Eine **wiederholte Erfassung** der PÜdA-Skala sagt wesentlich mehr aus als eine einzelne. Selbst eine einzelne Erfassung ist aber besser als gar keine. Die Kriterien beruhen auf der professionellen Kompetenz der beruflich Pflegenden. Falls jemandem spezielle Aspekte fehlen (siehe in den Zeilen »Sonstiges«), bzw. jemandem ein oder mehrere Aspekte zu detailliert aufgeführt sind, können die Kriterien selbst mitgestaltet/verändert werden. Zu lästige Einzelheiten können also entsprechend der Kompetenz der zuständigen Pflegefachkraft durchaus unberücksichtigt bleiben, indem sie zur Information des Arztes auf dem Vordruck sauber durchgestrichen werden.

Gleichwohl eine wissenschaftliche Evaluation der PÜdA-Skala noch aussteht, ist die pflegerische Überwachung der Arzneimittelwirkung angesichts der **multiplen Wirkungen, Nebenwirkungen und Wechselwirkungen** in der Praxis zweifelsfrei sehr erforderlich!

Skala zur pflegerischen Überwachung der Arzneimittelwirkung (PÜdA)

[Henke 2012]

Bewusstseinsqualität	0	1	2	3
zeitlich desorientiert				
örtlich desorientiert				
situativ desorientiert				
personell desorientiert				
depressive Verstimmung				
Trugwahrnehmung, Halluzination				
illusionäre Verkennung				
Konzentrationsstörung				
Kreislauf (Puls/Blutdruck)				
Tachykardie				
Bradykardie				
Arrhythmie				
Extrasystolie				
Hypertonie				
Hypotonie				
Schwindelgefühl				
Kopfschmerzen				
Haut				
Rötung				
Schwellung				
Schmerzen				
Hautausschlag				
Blässe				
Blaufärbung (Zyanose)				
wund sein (Intertrigo)				
Aufweichung (Mazeration)				
trockene/schuppige/verhornte Haut				

Bewusstseinsquantität	0	1	2	3
Bewusstseinseintrübung				
Müdigkeit				
Schläfrigkeit, Somnolenz				
Schlafstörung				
Teilnahmslosigkeit				
mangelnde Kooperation				
Ohnmacht/Synkope				
Prä-/Koma				
Körpertemperatur				
Untertemperatur				
subfebrile Temperatur				
mäßig hohes Fieber				
sehr hohes Fieber				
Fieberanstieg				
Schüttelfrost				
Schwitzen				
Frieren				
Essen und Trinken				
Gewichtszunahme				
Gewichtsabnahme				
Appetitlosigkeit				
Übelkeit				
Erbrechen				
Bauchschmerzen				
vermindertes Durstgefühl				
Dehydratation/Exsikkose				
Sonstiges				

Atmung	0	1	2	3
Tachypnoe				
Bradypnoe				
Hypo-/Hyperventilation				
Atemgeräusche/Stridor				
Aspiration				
erschwerte Ein-/Ausatmung				
Atemnot (Dyspnoe)				
Husten(-reiz)				
Mobilität				
nur mit Begleitperson				
nur mit Rollator/Gehstütze				
Rollstuhlbedürftigkeit				
Bettlägerigkeit				
Lähmungserscheinung				
Sturzgefährdung				
teils eingeschränkte Motorik				
völlig eingeschränkte Motorik				
Kommunikation				
diffuse Sprachstörung				
Artikulationsstörung				
Wortfindungsstörung				
Sprachverständnisstörung				
Sehstörung				
Hörstörung				
sozialer Rückzug				
Interessensverlust				
Sonstiges				

Punkteverteilung: Symptome traten am Datum der Überwachung „nicht" (0 Punkte); „selten" (1 Punkt); „häufig" (2 Punkte); „sehr oft" (3 Punkte) auf.

Gesamtpunktzahl: [ ] *Datum/Unterschrift Pflegefachkraft* mit der Bitte um Überprüfung und Anpassung der Medikation weitergeleitet an: *Name Arzt/Ärztin*

Pflegetagebuch zum Nachweis für die MDK-Prüfung

Das Pflegetagebuch ist ein Beweismittel. Hier sollte genauestens dokumentiert werden, welche Pflegehilfen die Angehörigen (Laienpflegekräfte) wann und wie lange geleistet haben. Dazu gehören auch Wege sowie Vor- und Nacharbeiten. Um den Umfang der Pflegebedürftigkeit festzustellen, benötigt der Gutachter vom Medizinischen Dienst der Krankenversicherung (MDK) die Angaben über alle Hilfestellungen und Pflegeleistungen, die am Tag und in der Nacht erbracht werden. Das Pflegetagebuch dient als ergänzende Erläuterung zur Feststellung des regelmäßigen Hilfebedarfs im Bereich der Grundpflege (direkten Pflege) und hauswirtschaftlichen Versorgung. Dazu gehören: Körperpflege, Mobilität, Ernährung und die hauswirtschaftliche Versorgung. Im Folgenden werden die Tätigkeiten, die jeweils zu den vier Bereichen gehören, näher beschrieben:

Körperpflege

Waschen/Duschen/Baden:
Hierunter fällt das Waschen des Körpers entweder unter der Dusche, in der Badewanne, am Waschbecken oder auch im Bett. Zum Waschvorgang gehören die erforderlichen Vorbereitungen (z. B. das Zurechtlegen der erforderlichen Utensilien wie Seife/Handtuch, das Einlassen des Badewassers sowie das Bedienen der Armaturen), der Waschvorgang selbst sowie das Abtrocknen und Eincremen des Körpers.

Zahnpflege:
Zur Zahnpflege zählen die Vorbereitung (z. B. das Öffnen und Schließen der Zahnpastatube einschließlich der Dosierung der Zahnpasta und das Füllen des Wasserglases), der Putzvorgang einschließlich der Mundpflege sowie die Reinigung von Zahnersatz.

Kämmen:
Dies umfasst das Kämmen und Bürsten der Haare entsprechend der individuellen Frisur. Das Legen von Frisuren (z. B. Dauerwelle) sowie das Haarewaschen oder -schneiden können nicht berücksichtigt werden. Eine Ausnahme kann dann vorliegen, wenn durch Erkrankungen oder durch deren Folgen eine regelmäßige Haarwäsche erforderlich ist. Trägt der Pflegebedürftige ein Toupet oder eine Perücke, so gehört zum Hilfebedarf das Kämmen und Aufsetzen des Haarteils.

Rasieren:
Das Rasieren beinhaltet wahlweise die Trocken- oder Nassrasur einschließlich der notwendigen Hautpflege. Bei Frauen wird hier die Gesichtspflege – mit Ausnahme des Schminkens – berücksichtigt.

Darm- und Blasenentleerung:
Hierzu gehören die Kontrolle des Harn- und Stuhlabgangs, die Reinigung und Versorgung von künstlich geschaffenen Ausgängen sowie die notwendigen Handgriffe beim Hygienevorgang, das Richten der Kleidung vor und nach dem Gang zur Toilette, die Intimhygiene wie das Säubern nach dem Wasserlassen und dem Stuhlgang sowie das Entleeren und Säubern eines Toilettenstuhls bzw. eines Steckbeckens. Ebenso zählen das Anlegen bzw. Wechseln von Inkontinenzhosen dazu.

Mobilität

Aufstehen/Zu-Bett-Gehen:
Das selbstständige Aufstehen und Zu-Bett-Gehen umfasst die eigenständige Entscheidung, zeitgerecht das Bett aufzusuchen bzw. zu verlassen. Hierunter fällt auch das alleinige Umlagern von bettlägerigen Pflegebedürftigen. Fällt das Umlagern in Verbindung mit anderen Verrichtungen an, so erfolgt die Zuordnung bei der jeweiligen Verrichtung.

An- und Auskleiden:
Das An- und Auskleiden beinhaltet neben notwendigen Handgriffen (z. B. das Öffnen und Schließen von Verschlüssen, das Auf- und Zuknöpfen sowie das An- und Ausziehen von Kleidungsstücken/Schuhen) die Auswahl der Kleidungsstücke entsprechend Jahreszeit und Witterung, die Entnahme der Kleidung aus ihrem normalen Aufbewahrungsort (z. B. Kommode oder Schrank) sowie die Überprüfung der Kleidung. Hierunter fällt auch das Anlegen von Prothesen oder Hilfsmitteln.

Gehen/Stehen und Treppensteigen:
Das Gehen/Stehen und Treppensteigen ist nur dann maßgebend, wenn es im Zusammenhang mit den genannten Verrichtungen der Körperpflege und der Ernährung erforderlich wird. Unter Gehen ist hier das Bewegen innerhalb der Wohnung (z. B. zum Waschen/Duschen/Baden oder zur Toilettennutzung) zu verstehen. Bei Rollstuhlfahrern fällt hierunter der Hilfebedarf, der durch die Benutzung eines Rollstuhls erforderlich wird. Zum Stehen gehört nicht nur, diese Körperhaltung zu erreichen (Aufstehen), sondern diese auch über einen längeren Zeitraum zu bewahren. Das Treppensteigen beinhaltet das notwendige Überwinden von Stufen innerhalb der Wohnung. Das Gehen und Treppensteigen im Zusammenhang mit der hauswirtschaftlichen Versorgung ist als Hilfebedarf bei der Hauswirtschaft zu berücksichtigen.

Verlassen/Wiederaufsuchen der Wohnung:
Das Verlassen/Wiederaufsuchen der Wohnung ist maßgebend, wenn es im Zusammenhang mit Verrichtungen

erforderlich wird, die für die Aufrechterhaltung der Lebensführung zu Hause unumgänglich sind und das persönliche Erscheinen des Pflegebedürftigen notwendig machen. Hierzu zählen das Aufsuchen von Ärzten, Apotheken und Behörden sowie die Inanspruchnahme ärztlich veranlasster Therapien. Die Aufenthaltszeiten (z. B. Wartezeiten beim Arzt) bleiben unberücksichtigt. Das Verlassen/Wiederaufsuchen der Wohnung im Zusammenhang mit Freizeitaktivitäten (z. B. Spaziergänge, Besuche von kulturellen Veranstaltungen) sowie das Aufsuchen von Kindergärten, Schulen, Arbeitsplätzen oder Behindertenwerkstätten bleibt ebenfalls unberücksichtigt.

Ernährung

Mundgerechte Nahrungszubereitung:
Hierzu zählen die Tätigkeiten, die zur unmittelbaren Vorbereitung dienen, wie die portionsgerechte Vorgabe, das Zerkleinern der zubereiteten Nahrungsmittel, z. B. das mundgerechte Zubereiten bereits belegter Brote, ebenso die notwendige Kontrolle der richtigen Essenstemperatur, aber nicht das Kochen oder das Eindecken des Tisches. Die Zubereitung von Diäten ist beim »Kochen« zu berücksichtigen.

Nahrungsaufnahme:
Hierunter fällt die Nahrungsaufnahme in jeder Form (fest, flüssig) sowie eine ggf. erforderliche Sondenernährung und die Verwendung bzw. der Umgang mit dem Essbesteck oder anderer geeigneter Geräte, um die Nahrung zum Mund zu führen, zu kauen und zu schlucken.

Hauswirtschaftliche Versorgung

Verrichtungen der hauswirtschaftlichen Versorgung finden nur insoweit Berücksichtigung, als sie sich auf die Versorgung des Pflegebedürftigen selbst beziehen. Die Versorgung von Familienangehörigen bleibt unberücksichtigt.

Einkaufen:
Das Einkaufen beinhaltet auch das Planen und Informieren bei der Beschaffung von Lebens-, Reinigungs- und Körperpflegemitteln, den Überblick, welche Lebensmittel wo eingekauft werden müssen unter Berücksichtigung der Jahreszeit und Menge, die Kenntnis des Werts von Geld (preisbewusst) und der Genieß- und Haltbarkeit von Lebensmitteln sowie deren richtige Lagerung.

Kochen:
Zum Kochen gehören das Vor- und Zubereiten der Bestandteile der Mahlzeiten sowie das Aufstellen eines Speiseplans für die richtige Ernährung unter Berücksichtigung des Alters und der Lebensumstände. Hierzu gehören auch die Bedienung der technischen Geräte sowie die Einschätzung der Mengenverhältnisse und Garzeiten unter Beachtung von Hygienevorschriften.

Reinigen der Wohnung:
Hierzu gehören das Reinigen von Fußböden, Möbeln, Fenstern und Haushaltsgeräten im allgemein üblichen Lebensbereich des Pflegebedürftigen, die Kenntnis von Reinigungsmitteln- und geräten und das Bettenmachen.

Spülen:
Je nach Gegebenheiten des Haushalts fällt hierunter das Hand- bzw. maschinelle Spülen.

Wechseln/Waschen der Wäsche/Kleidung:
Hierzu gehören das Einteilen und Sortieren der Textilien, das Waschen, Aufhängen, Bügeln, Ausbessern und Einsortieren der Kleidung in den Schrank sowie das Bettbeziehen.

Beheizen:
Das Beheizen umfasst auch die Beschaffung und Entsorgung des Heizmaterials.

Pflegetagebuch

Datum: _____

Name des Pflegebedürftigen:	Zeitaufwand in Minuten			Art der Hilfe		
Name des Pflegenden:	morgens	mittags	abends/ nachts	Anleitung/ Beaufsichti- gung	Mit Unter- stützung	Teilweise oder volle Übernahme
Körperpflege						
Waschen						
Duschen						
Baden						
Rasieren						
Kämmen						
Mundpflege						
Blasenentleerung						
Darmentleerung						
Intimpflege						
Wechseln v. Inkontinenzartikeln						
Ankleiden						
Auskleiden						
Mobilität						
Aufstehen vom Bett						
Aufstehen vom Rollstuhl						
Zubettbringen						
Lagerung						
Gehen/Bewegen im Haus						
Stehen						
Treppensteigen						
Begleiten zum Arzt						
Ernährung						
Mundgerechte Zubereitung						
Essensaufnahme (Reichen)						
Hauswirtschaftliche Versorgung						
Einkaufen						
Kochen						
Wohnung reinigen						
Spülen						
Wechseln der Wäsche						
Waschen						
Bügeln						
Beheizen der Wohnung						

Risikoassessment

Name der zu pflegenden Person: _____

Risikoeinschätzung »Dekubitus« klinische Einschätzung (Braden-, Norton-, Waterloo-Skala):	**Risikoeinschätzung »Sturz«** Einschätzung der personen-, medikamenten- und umgebungsbezogenen Sturzrisikofaktoren; Motilitätstest nach Tinetti:
Risikoeinschätzung »Kontraktur« Einschätzung nach Gültekin-Skala	**Risikoeinschätzung »Thromboembolie«** Einschätzung nach Frohwein-Score
Risikoeinschätzung »Schmerzen« akute, tumorbedingte chronische Schmerzen, zu erwartende Schmerzen:	**Risikoeinschätzung »Harninkontinenz«** Kennzeichen des In-/Kontinenzprofils, Miktionsprotokoll:
Risikoeinschätzung »Malnutrition« Bestimmung des Ernährungszustands; Mini-Mental-Status-Test:	**Risikoeinschätzung »Dehydratation«** Ein- und Ausfuhrbogen, Erkrankungen, Medikamente:
Risikoeinschätzung »Pneumonie« Einschätzung mit Bienstein-Atemskala	**Risikoeinschätzung »Depression«** Einschätzung mit geriatrischer Depressionsskala
Risikoeinschätzung »Chronische Wunden« Wundbeurteilung Erkrankungen, Abwehrstatus:	**Risikoeinschätzung »Überleitung«** Gemäß des einheitlichen regionalen Überleitungsbriefes:

Soor- und Parotitisgefährdung

[Gültekin 2003]

Name der zu pflegenden Person: _____

Risiken	40 Punkte	30 Punkte	20 Punkte	10 Punkte
Compliance	nicht eingeschränkt	etwas eingeschränkt	sehr eingeschränkt	keine
Körperlicher Zustand	gut	mäßig	schlecht	sehr schlecht
Geistiger Zustand	klar	benommen, verwirrt	somnolent, delirant	stuporös, soporös, komatös
Motorik des Kauapparates	nicht einge-schränkt	etwas eingeschränkt	sehr eingeschränkt	total eingeschränkt
Disposition durch Medikamente	keine	leicht	mittel	stark
Nahrungsauf-nahme	nur oral	selten über Sonde oder i. v.	häufig über Sonde oder i. v.	nur über Sonde oder i. v.
Disposition durch Erkrankungen	keine	Ausprägung und Anzahl von: Kaustörungen, mangelnde Mundhygiene, Lähmungen, Abwehrschwäche, neurologische Erkrankungen, …		

Gesamtpunktzahl: _____

Maßnahmen zur Soor- und Parotitisprophylaxe sind bei 210 Punkten und weniger erforderlich.

Datum: _____

Handzeichen: _____

Stammblatt

Einrichtung:		Erstellungsdatum:
Name, Vorname (Adresse/Tel.):	Pflegekasse:	Krankenkasse:
Bezugspersonen (Adressen/Tel.):		Betreuer/in (Adresse/Tel.):
Geburtsname:	Pflegestufe:	Vers.-Nr.:
Staatsangehörigkeit:	Familienstand:	Konfession:

Aufgabenbereich bei gesetzlicher Betreuung:	Freiheitsbeschränkende Maßnahmen:	
☐ Gesundheitsfürsorge ☐ Aufenthaltsbestimmung ☐ Vermögensvorsorge ☐ Post ☐ Sonstiges: _____	☐ Bettseitenteile ☐ Fixiergurte: _____ ☐ Einwilligung ☐ Ärztl. Anordnung ☐ Richterl. Genehmigung	

Hilfsmittel:	Pflegediagnosen:	Allergien:
☐ Zahnprothese ☐ Brille ☐ Kontaktlinsen ☐ Toilettenstuhl ☐ Rollstuhl ☐ Gehhilfen ☐ Lifter ☐ Ernährungspumpe ☐ Pflegebett ☐ Bettseitenteile ☐ Bettseitenteilschoner ☐ Aufrichter ☐ Wechseldruckmatratze ☐ Antidekubitusmatratze ☐ Arm-/Beinprothese ☐ Sonstiges: _____	 Behandelnde Ärzte:	Anfallsleiden: Ausgeliehene Hilfsmittel:

Aufnahme-/Entlassungsdaten:	Wünsche:	Sonstiges:

Sturzereignisprotokoll

[aus Kahla-Witzsch/Platzer 2007]

Sturzereignisprotokoll	Logo der Einrichtung MUSTER

Datum: _____ Aufnehmende Pflegeperson: _____

Name d. Patienten: _____ Geburtsjahr: _____

1. Ort des Sturzes
❏ Flur ❏ Zimmer ❏ Tagesraum ❏ Bad ❏ Toilette ❏ Sitzecke
❏ sonstiger Ort _____

2. Zeitraum des Sturzes
Datum: _____ Uhrzeit: _____ Waren Zeugen dabei? ❏ Ja ❏ Nein
Wenn ja, welche Person/en? _____ _____

3. Kann sich der Patient über den Vorgang des Sturzes äußern?
❏ Ja ❏ Nein Was sagt er/sie dazu?
_____

4. Sind aus der Vorgeschichte Stürze bekannt?
❏ Ja ❏ Nein ❏ im Heim ❏ zu Hause ❏ im Krankenhaus
Sind die Gründe für vorhergehende Stürze bekannt?
_____

5. Wie kam es zu dem Sturz?
Ist der Pat. gestolpert? ❏ Ja ❏ Nein Ursache:
Ist der Pat. ausgerutscht? ❏ Ja ❏ Nein Ursache:
Ist der Pat. zu Boden geschlittert? ❏ Ja ❏ Nein Ursache:
Wurde der Pat. bedrängt? ❏ Ja ❏ Nein Ursache:
War ein Hindernis vorhanden? ❏ Ja ❏ Nein Ursache:
Ist der Pat. aus dem Bett gefallen? ❏ Ja ❏ Nein Ursache:
Hatte der Pat. ein Bettgitter? ❏ Ja ❏ Nein Ursache:
War das Bettgitter hochgezogen? ❏ Ja ❏ Nein Ursache:

6. Könnte die innerliche Befindlichkeit des Pat. den Sturz ausgelöst haben? (z.B. starke Erregung/Angst)
_____

7. Umgebung des Körpers
Schuhe: ❏ feste ❏ offene ❏ barfuß ❏ Strümpfe ❏ Stoppersocken
Kleidung: ❏ zu locker ❏ zu eng ❏ Kleid/Rock ❏ Hose ❏ Unterwäsche
Brille: ❏ zum Lesen/Weitsehen ❏ wird benötigt, nicht getragen ❏ verschmutzt
❏ Sonstiges _____ Hörgerät: ❏ wird benötigt, nicht getragen ❏ verschmutzt ❏ intakt
Ausscheidung: ❏ selbständig ❏ braucht Hilfe

8. Benutzt der Patient/in eines der folgenden Hilfsmittel?
❏ Gehbock ❏ Gehstützen ❏ Gehstock ❏ Rollstuhl ❏ Rollator ❏ Sonstiges _____
Hat der Pat. das Hilfsmittel zum Zeitpunkt des Sturzes benutzt? ❏ Ja ❏ Nein
Seit wann benutzt er/sie dieses Hilfsmittel? _____
Ist er/sie sicher im Umgang mit dem Hilfsmittel? ❏ Ja ❏ Nein
Wann wurde es zuletzt angepasst? _____
Ist Gehen ohne Hilfsmittel möglich? ❏ Ja ❏ Nein

9. Kennt sich der Pat. in seiner Umgebung aus?
❏ Ja ❏ Nein engerer Bereich: ❏ Zimmer ❏ Toilette ❏ Flur
Kennt er/sie die Funktion der Klingel? Kann er/sie diese benutzen? ❏ Ja ❏ Nein
War die Klingel erreichbar? War die Klingel intakt? ❏ Ja ❏ Nein

❑ hell ❑ dunkel ❑ blendend ❑ dämmrig schattenbildend
Nachtleuchte: ❑ an ❑ aus ❑ defekt ❑ weiß nicht

11. Sind Erkrankungen, die zu einem erhöhten Sturzrisiko führen, bekannt? Welche?
❑ Herz-Kreislauf ❑ Bewegungsapparat ❑ neurologisch ❑ psychiatrisch
❑ Wahrnehmungsstörungen/sensorische Ausfälle ❑ Sonstige (z.B. Schmerzen)
Liegen Fußprobleme vor? ❑ Hühneraugen ❑ Hammerzehen ❑ eingewachsene Nägel
❑ andere _____

12. Medikamentenanamnese:
Wie verwaltet der Pat. seine Medikamente? ❑ selbst zugeteilt ❑ gerichtet
Wie viele Medikamente pro Tag? _____
Welche Medikamente nimmt der Pat. ein? ❑ Diuretika ❑ Antihypertensiva ❑ Laxantien
❑ Psychopharmaka ❑ Benzodiazepine/Schlafmittel ❑ Antidiabetika ❑ Antidepressiva

13. Kurzer Verlaufsbericht nach dem Sturz (ggf. zusätzliches Blatt/Rückseite benutzen)
Wie wurde der Patient vorgefunden?
Position (liegend, sitzend, halb liegend, kniend ...) _____
Stimmungslage (ängstlich, aufgeregt, rufend, wimmernd ...) _____
Bewusstseinszustand (wach, klar, ansprechbar, eingetrübt...) _____
Sind Verletzungen vorhanden? ❑ Ja ❑ Nein Welche/Wo? _____
❑ Schürfwunde ❑ Platzwunde ❑ Frakturzeichen ❑ andere _____
Wurden besondere Maßnahmen eingeleitet? (z.B. Lagerung, Vitalzeichenkontrolle, Erstversorgung,
Kühlung)
_____
Konnte der Pat. allein aufstehen? ❑ allein ❑ mit Hilfe ❑ gehfähig
❑ musste getragen werden
Wie lange hat der Pat. gelegen? _____
Wie fühlt sich der Patient nach dem Sturz? ❑ hat Angst ❑ geht normal
❑ will im Bett liegen ❑ kann nicht aufstehen

14. Informationsweitergabe
Pflegedienstleitung informiert: Wann/Uhrzeit/Wer hat informiert? _____
Arzt informiert: Name _____ Uhrzeit _____ Wer hat informiert? _____
Angehörige informiert: Name _____ Uhrzeit _____ Wer hat informiert? _____
Regelmäßige Vitalzeichenkontrolle nötig? Wie oft? _____
❑ Bewusstseinslage ❑ Pupillenreaktion ❑ Schmerz ❑ Hautveränderungen
❑ psychische Reaktionen ❑ Sonstiges _____
Sonstige Besonderheiten (z.B. Nahrungsaufnahme/Medikamenteneinnahme nicht möglich):
_____
Wer muss noch informiert werden? Wer muss zur Beratung herangezogen werden?
_____

15. Zukünftige Planung (vom Arzt auszufüllen)
Eingeleitete Maßnahmen/Behandlung:
_____
_____
_____

Notwendige Arztkonsile? ❑ HNO ❑ Neurologie ❑ Chirurgie ❑ Orthopäde
❑ Sonstige _____
Notwendige weitere Untersuchungen? ❑ Radiologie ❑ Labor _____ ❑ Ultraschall
❑ Sonstige _____
Können Hilfsmittel empfohlen werden? ❑ Gehhilfe ❑ Hüftprotektoren ❑ Sturzmelder
❑ Sonstige _____

_____ _____ _____
Name Datum Uhrzeit Unterschrift Pflege Unterschrift Arzt

Ersteller:	Datum:
Formular Nr.: xxx	

Sturzrisiko-Assessment

Mit Hilfe des Motilitätstests (Kontrolle unwillkürlich gesteuerter Muskelbewegungen) nach Tinetti ist der Grad der Sturzgefährdung sowie der Funktionszustand ermittelbar. Dabei werden anhand Einzelfunktionen des Bewegungsablaufs wie Balance, Stand und Gangbild bewertet. Der Test besteht aus einem Balancetest und einer Gehprobe. Ein erhöhtes Sturzrisiko besteht ab einer Punktzahl unter 20 und weniger. Ab vier Punkten sind Pflegemaßnahmen zur Sturzprophylaxe einzuleiten.

Balance	0 Punkte	1 Punkt	2 Punkte	3 Punkte	4 Punkte
Gleichgewicht im Sitzen	unsicher	sicher, stabil			
Aufstehen vom Stuhl	nicht möglich	nur mit Hilfe	diverse Versuche, nach vorn	braucht Armlehne oder Halt (nur ein Versuch)	in fließender Bewegung
Balance in den ersten 5 Sek.	unsicher	sicher mit Halt	sicher, ohne Halt		
Stehsicherheit	unsicher	sicher, aber ohne geschlossene Füße	sicher, mit geschlossenen Füßen		
Balance mit geschl. Augen	unsicher	sicher, ohne Halt			
Drehung um 360° mit offenen Augen	unsicher, braucht Hilfe	diskontinuierliche Bewegung, beide Füße vor dem nächsten Schritt am Boden	kontinuierliche Bewegung, sicher		
Stoß gegen die Brust (3-mal leicht)	fällt ohne Hilfe oder Halt	muss Füße bewegen, behält Gleichgewicht	gibt sicheren Widerstand		
Hinsetzen Zeit: _____ Sek.	lässt sich plumpsen, unzensiert, braucht Lehne	flüssige Bewegung			

Sturzrisiko-Assessment (Fortsetzung)

Gehprobe	0 Punkte	1 Punkt	2 Punkte
Schrittauslösung (Patient wird aufgefordert zu gehen)	Gehen ohne fremde Hilfe nicht möglich	zögert, mehrere Versuche, stockender Beginn	beginnt ohne Zögern zu gehen, fließende Bewegungen
Schritthöhe (von der Seite beobachten)	kein selbstständiges Gehen möglich	Schlurfen, übertriebenes Hochziehen	Fuß total vom Boden gelöst, max. 2–4 cm über Grund
Schrittlänge (von Zehen des einen bis Ferse des anderen Fußes)		weniger als Fußlänge	mind. Fußlänge
Schrittsymmetrie	Schrittlänge variiert, Hinken	Schrittlänge bds. gleich	
Gangkontinuität	kein selbstständiges Gehen möglich	Phasen mit beiden Beinen am Boden diskontinuierlich	beim Absetzen des einen wird der andere Fuß gehoben, keine Pausen
Wegabweichung	kein selbstständiges Gehen möglich	Schwanken, einseitige Abweichung	Füße werden entlang einer imaginären Linie abgesetzt
Rumpfstabilität	Abweichung, Schwanken, Unsicherheit	Rücken und Knie gestreckt, kein Schwanken, Arme werden nicht zur Stabilisierung gebraucht	
Schrittbreite	ganz breitbeinig oder über Kreuz	Füße berühren sich beinahe	

Erreichte Punktzahl bei Balance und Gehprobe: _____ von 28 Punkten

Sturzrisikoskala nach Huhn

[aus Kahla-Witzsch/Platzer 2007]

Sturzrisikoskala

	4 Punkte	3 Punkte	2 Punkte	1 Punkt	Gesamt
Alter		80+	70–79	60–69	
Mentaler Zustand	zeitweise verwirrt/desorientiert		verwirrt/desorientiert		
Ausscheidung	harn- und stuhlinkontinent	kontinent, braucht jedoch Hilfe		Blasenverweilkatheter/Enterostoma	
Stürze in der Vergangenheit	bereits mehr als 3x gestürzt		bereits 1–2x gestürzt		
Aktivitäten	beschränkt auf Bett und Stuhl	aufstehen aus Bett mit Hilfe		selbständig, benutzt Bad und Toilette	
Gang und Gleichgewicht	ungleichmäßig/instabil, kann kaum die Balance halten im Stehen und Gehen	orthostatische Störung/Kreislaufprobleme beim Aufstehen und Gehen	Gehbehinderung, evtl. Gehen mit Gehhilfe oder Assistenz		
Medikamente (zukünftig geplant bzw. in den letzten sieben Tagen)	drei oder mehr Medikamente	zwei Medikamente	ein Medikament		
Alkohol (auch Pepsinwein, Melissengeist etc.)	regelmäßig		gelegentlich		
				Punkte gesamt	

Punktzahl
Bis 4 Punkte   geringes Sturzrisiko
Ab 4 Punkte   Maßnahmen zur Sturzprävention einleiten
5–10 Punkte   hohes Sturzrisiko
11–24 Punkte   sehr hohes Sturzrisiko

Verhaltensprotokoll zur systematischen Schmerzerfassung (ECPA)

[aus Schwermann/Münch 2015]

Datum:	Name der Bewohnerin/des Bewohners:		Geburtsdatum:	Wohnbereich/Zimmer:
Uhrzeit:	Dauer (in Minuten):	Pflegekraft:	Abweichende Medikation/Bedarfsmedikation:	

Dimension 1: Beobachtungen vor der Pflege

ITEM 1 – Gesichtsausdruck: Blick und Mimik	Bemerkungen
0	Entspannter Gesichtsausdruck	
1	Besorgter, gespannter Blick	
2	Ab und zu Verziehen des Gesichts, Grimassen	
3	Verkrampfter und/oder ängstlicher Blick	
4	Vollständig starrer Blick/Ausdruck	

ITEM 2 – Spontane Ruhehaltung (Suche einer Schonhaltung)	Bemerkungen
0	Keinerlei Schonhaltung	
1	Vermeidung einer bestimmten Position, Haltung	
2	Bewohner/in wählt eine Schonhaltung (aber kann sich bewegen)	
3	Bewohner/in sucht erfolglos eine schmerzfreie Schonhaltung	
4	Bewohner/in bleibt vollständig immobil (wie festgenagelt)	

ITEM 3 – Bewegungen und Mobilität (im und/oder außerhalb des Betts)	Bemerkungen
0	Bewohner/in mobilisiert und bewegt sich wie gewohnt*	
1	Bewohner/in bewegt sich wie gewohnt*, vermeidet aber gewisse Bewegungen	
2	Seltenere/verlangsamte Bewegungen entgegen Gewohnheit*	
3	Immobilität entgegen Gewohnheit*	
4	Apathie, Niedergeschlagenheit oder starke Unruhe entgegen Gewohnheit*	
*im Vergleich zu den vorhergehenden Tagen	

ITEM 4 – Kontakt zur Umgebung (Blick, Gesten, verbal)	Bemerkungen
0	Üblicher Kontakt wie gewohnt*	
1	Herstellen von Kontakt erschwert entgegen Gewohnheit*	
2	Bewohner/in vermeidet Kontaktaufnahme entgegen Gewohnheit*	
3	Fehlen jeglichen Kontakts entgegen Gewohnheit*	
4	Totale Indifferenz entgegen Gewohnheit	
*im Vergleich zu den vorhergehenden Tagen	

Dimension 2: Beobachtungen während der Pflege

ITEM 5 – Ängstliche Erwartung bei der Pflege	Bemerkungen
0	Bewohner/in zeigt keine Angst	
1	Ängstlicher Blick, angstvoller Ausdruck	
2	Bewohner/in reagiert mit Unruhe	
3	Bewohner/in reagiert aggressiv	
4	Bewohner/in schreit, stöhnt, jammert	

ITEM 6 – Reaktionen bei der Mobilisation	Bemerkungen
0	Bewohner/in steht auf/lässt sich mobilisieren ohne spezielle Beachtung	
1	Bewohner/in hat gespannten Blick, scheint Mobilisation und Pflege zu fürchten	
2	Bewohner/in klammert mit den Händen, macht Gebärden während Mobilisation und Pflege	
3	Bewohner/in nimmt während Mobilisation/Pflege Schonhaltung ein	
4	Bewohner/in wehrt sich gegen Mobilisation oder Pflege	

ITEM 7 – Reaktionen während der Pflege schmerzhafter Zonen	Bemerkungen
0	Keinerlei negative Reaktionen	
1	Reaktionen ohne Eingrenzung	
2	Reaktion beim Anfassen oder Berühren schmerzhafter Zonen	
3	Reaktion bei flüchtiger Berührung schmerzhafter Zonen	
4	Unmöglichkeit, sich schmerzhaften Zonen zu nähern	

ITEM 8 – Verbale Äußerungen während der Pflege	Bemerkungen
0	Keine Äußerungen	
1	Schmerzäußerung, wenn man sich an die Bewohnerin/den Bewohner wendet	
2	Schmerzäußerung, sobald Pflegende bei der Bewohnerin/beim Bewohner ist	
3	Spontane Schmerzäußerung oder spontanes leises Weinen, Schluchzen	
4	Spontanes Schreien oder qualvolle Äußerungen	

	Total Punkte

Verlaufsdokumentation (ECPA)

[aus Schwermann/Münch 2015]

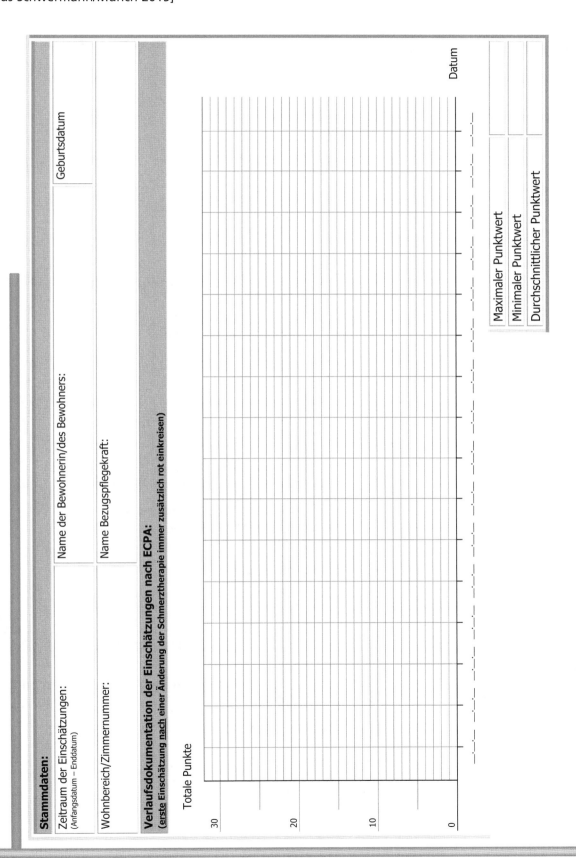

Waterlow-Skala

[aus Kahla-Witzsch/Platzer 2007]

Dekubitusrisiko nach Waterlow			Patienten-/Bewohnerdaten
			Name:
			Vorname:
			Geburtsdatum:
Station/Wohnbereich	Datum der Erhebung	HZ	

	Punktzahl			Punktzahl
Körperbau/Gewicht im Verhältnis zur Länge		**Mobilität**		
durchschnittlich	⓪	normal	⓪	
überdurchschnittlich	①	ruhelos/nervös	①	
fettleibig	②	apathisch	②	
unterdurchschnittlich	③	eingeschränkt	③	
		träge/rutscht unkontrolliert nach unten	④	
Hauttyp/optische Kriterien		stark behindert	⑤	
gesund	⓪			
Abschürfungen/trocken/ödematös/feuchtkalt	①	**Besondere Risiken**		
blass	②	**Mangelversorgung**		
geschädigt/wund	③	terminale Kachexie	⑧	
		Herzversagen	⑥	
Geschlecht/Alter		periphere Gefäßerkrankung	⑥	
männlich	①	Anämie	②	
weiblich	②	Rauchen	①	
14–49 Jahre	①			
50–64 Jahre	②	**Neurologische Störungen**		
65–74 Jahre	③	Diabetes, MS, motorische & sensorische Paraplegie	④-⑥	
75–80 Jahre	④	orthopädische, gynäkologische OP, Wirbelsäulenerkrankung	⑤	
> 80 Jahre	⑤	OP > 2 Stunden	⑨	
Kontinenz				
Total kontinent/kathetrisiert	⓪	**Medikation**		
gelegentliche Inkontinenz	①	Steroide, Zytostatika, hochdosierte entzündungshemmende Präparate	④	
Stuhlinkontinenz	②			
Stuhl- und Harninkontinenz	③			
Appetit		**Gesamtpunktzahl**		
durchschnittlich	⓪			
kaum	①	**Hohes Dekubitusrisiko ab 15 Punkten und mehr!**		
Sondenernährung/nur Flüssigkeit	②			
Anorexie	③			

Wunddokumentation

1. Ort/Art: **Wo befindet sich die Wunde/Was ist es für eine Wunde?**

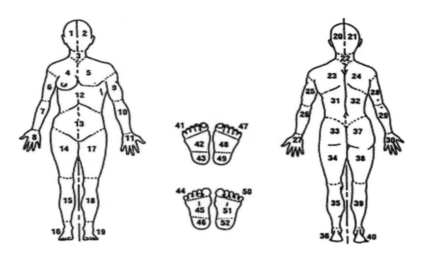

Bitte die Ziffer des Ortes (max. 3 pro Blatt) und die Wundart
(z. B. Dekubitus, Ulcus cruris) notieren:

1. Wunde: Ort: _____   Art der Wunde: _____
2. Wunde: Ort: _____   Art der Wunde: _____
3. Wunde: Ort: _____   Art der Wunde: _____

2. Ausmaß: **Wie groß ist die Wunde?**

	Länge:	Breite:	Tiefe:
1. Wunde:	_____ cm	_____ cm	_____ cm
2. Wunde:	_____ cm	_____ cm	_____ cm
3. Wunde:	_____ cm	_____ cm	_____ cm

3. Gewebeschädigung: **Welches Gewebe ist beschädigt?**

	1. Wunde	2. Wunde	3. Wunde
Oberhaut/Lederhaut	☐	☐	☐
Unterhaut/Gefäße	☐	☐	☐
Faszien/Muskeln	☐	☐	☐
Sehnen/Bänder	☐	☐	☐

4. Farbe: **Welche Farbe(n) hat die Wunde?**

	1. Wunde	2. Wunde	3. Wunde
schwarz = nekrotische Wunde	☐	☐	☐
gelb = infizierte Wunde	☐	☐	☐
rot = granulierende Wunde	☐	☐	☐
rosa = epithelisierende Wunde	☐	☐	☐

5. Sonstiges: **Was wurde außerdem noch beobachtet?**

	1. Wunde	2. Wunde	3. Wunde
starke Wundsekretion, nässende Wunde	☐	☐	☐
aufgeweichte Haut (Mazeration)	☐	☐	☐
auffälliger fauliger Geruch	☐	☐	☐
Fieber	☐	☐	☐
_____	☐	☐	☐

Zystitis- und Harninkontinenzgefährdung

[Gültekin 2003]

Name der zu pflegenden Person: _____

Risiken	40 Punkte	30 Punkte	20 Punkte	10 Punkte
Compliance	nicht eingeschränkt	etwas eingeschränkt	sehr eingeschränkt	keine
Körperlicher Zustand	gut	mäßig	schlecht	sehr schlecht
Geistiger Zustand	klar	benommen, verwirrt	somnolent, delirant	stuporös, soporös, komatös
Disposition durch Medikamente	keine	leicht	mittel	Stark
Mobilität	geht ohne Hilfe	geht mit Hilfe	rollstuhlbedürftig	bettlägerig
Motorik	nicht eingeschränkt	etwas eingeschränkt	sehr eingeschränkt	total eingeschränkt
Disposition durch Erkrankungen	keine	Ausprägung und Anzahl von: Allgemeine Neigung zu Infektionen im Urogenitaltrakt, Blasen- und Darmerkrankungen, Neoplasien, Lähmungen, neurologischen Erkrankungen, ...		

Gesamtpunktzahl: _____

Maßnahmen zur Zystitis- und Harninkontinenzprophylaxe sind bei 210 Punkten und weniger erforderlich.

Datum: _____

Handzeichen: _____

Literatur

Arbeitsgruppe Geriatrisches Assessment (AGAST) (1997): Geriatrisches Basisassessment. Red.: M. Mach u. a. München, MMV (Schriftenreihe Geriatrie-Praxis).

Bächle-Helde, B. (2016): Schmerzmanagement bei Kindern und Jugendlichen. Pflegezeitschrift 10/2016, W. Kohlhammer, Stuttgart, Seite 582 – 586

Beikirch, E./Breloer-Simon, G./Rink, F./Roes, M. (2014): Praktische Anwendung des Strukturmodells – Effizienzsteigerung der Pflegedokumentation in der ambulanten und stationären Langzeitpflege; Abschlussbericht und praktische Anwendung des Strukturmodells, der strukturierten Informationssammlung (SIS), zum Verfahren der Risikoeinschätzung und der Maßnahmenplanungen. Berlin, Witten.

Bienstein, C. (2000): Gestaltung der Pflege von Menschen mit Atembeeinträchtigungen. In: Bienstein, C./Klein, G./Schröder, G. (Hrsg.): Atmen. Die Kunst der pflegerischen Unterstützung der Atmung. Thieme, Stuttgart: 393–405

Blandford, G./Watkins, L.B./Mulvihil,l M.N./Taylor, B. (1997): Assessing abnormal feeding behavior in Tate stage dementia: a taxonomy and initial findings. Facts and Research in Gerontology. Springer Publishing, Heidelberg.

Brecht, B. (1972): Geschichten vom Herrn Keuner. Suhrkamp. Frankfurt am Main, S. 33.

Brunner, C./Spiegel, R. (1990): Eine Validierungsstudie mit der NOSGER, einem neuen Beurteilungsinstrument für die Psychogeriatrie. Zeitschrift für klinische Psychologie 19. Jg., 211–229.

Fiechter, V./Meier M. (1981): Pflegeplanung. Eine Anleitung für die Praxis. Recom, Basel.

Füsgen, I. (2004): Geriatrie. Band 1 (4. Aufl.). Grundlagen und Symptome. Kohlhammer, Stuttgart.

GKV-Spitzenverband (2011): Das neue Begutachtungsinstrument zur Feststellung von Pflegebedürftigkeit. Berlin.

Glaeske, G./Schulze, J./Henke, F. (2012): Polypharmazie im Alter. Mehr Sicherheit in der Arzneimitteltherapie. Die Schwester/Der Pfleger, Heft 7, 671–676.

Gräßel, E. (2009): Subjektive Belastung und deren Auswirkungen bei betreuenden Angehörigen eines Demenzkranken – Notwendigkeit zur Entlastung. In: Stoppe, G.; Stiens, G. (Hrsg.): Niederschwellige Betreuung von Demenzkranken. S. 44 ff, W. Kohlhammer, Stuttgart.

Gültekin, J.E./Liebchen, A. (2003): Pflegerische Begutachtung. Kohlhammer, Stuttgart.

Gültekin, J.E./Liebchen, A. (2003): Pflegevisite und Pflegeprozess. Kohlhammer, Stuttgart.

Hafner M., Meier A (2005): Geriatrische Krankheitslehre, Teil I: Psychiatrische und neurologische Syndrome. 4. vollst. überarbeitete u. erweiterte Aufl. Bern, Verlag Hans Huber.

Henke, F. (2006): Pflegeplanung nach dem Pflegeprozess (3. Aufl.). Kohlhammer, Stuttgart.

Henke, F./Horstmann, C. (2012): Pflegeplanung exakt formuliert und korrigiert. Arbeitshilfen für Lehrende und Lernende. 3. Aufl. Kohlhammer, Stuttgart.

Kaeppel, V./Weiß, J. (2007): Duden. Das Wörterbuch medizinischer Fachausdrücke. Bibliographisches Institut, Mannheim.

Kahla-Witzsch, H.A./Platzer, O. (2007): Risikomanagement für die Pflege. Kohlhammer, Stuttgart.

Kamphausen, U. (2011): Prophylaxen in der Pflege. 7 Aufl. Kohlhammer, Stuttgart.

Ministerium für Arbeit, Soziales, Familie und Gesundheit des Landes Rheinland-Pfalz (Hrsg.) (2004): Musterdokumentation. Mainz.

Krohwinkel, M. (2014): Neues Modell engt Denken ein. In: Die Schwester/Der Pfleger. Heft 7, 699–703.

Nikolaus, Th. et al. (Hrsg.) (1995): Handbuch: Geriatrie und Gerontologie. Düsseldorf: Deutsche Krankenhausverlagsgesellschaft mbH.

Prosiegel, M. (1991): Neuropsychologische Störungen. Pflaum, München.

Richtlinien der Spitzenverbände der Pflegekassen zur Begutachtung von Pflegebedürftigkeit nach dem XI. Buch des Sozialgesetzbuches (Begutachtungsrichtlinie – BRi) vom 21.03.1997 in der Fassung vom 22.08.2001 und vom 08.06.2009.

Schwermann, M./Münch, M. (2015): Professionelles Schmerzassessment bei Menschen mit Demenz. Ein Leitfaden für die Pflegepraxis. 2. Aufl. Kohlhammer, Stuttgart.

Tinetti, M.E. et al.: NEJM Volume 331: 821–827, 09/1994 Number 13.

Tully, M.W./Matrakas, K.L./Muir, J./Musallam, K. (1997): The Eating Behavior Scale. A simple method of assessing functional ability in patients with Alzheimer's disease. J Gerontol Nurs. 23 (7): 9–15.

Wahle, M./Hällers, S./Spiegel, R. (1996): Validation of the NOSGER (Nurses' Observation Scale for Geriatric Patients) – Reliability and Validity of a Caregiver Rating Instrument. International Psychogeriatrics. Vol. 8, Issue 4.

Yesavage, J.A./Brink, T.L. u. a. (1983): Development and validation of a geriatric depression screening scale: a preliminary report. J. Psychiatr. Res. 39: 37–9.

Zeitschrift für Gerontologie und Geriatrie (2001): Behavioral Science and Medicine, Steinkopff. Volume 34, Number 7, 05.

Internetquellen

Abschlussbericht des Bayrischen Staatsministeriums für Arbeit und Sozialordnung, Familie und Frauen zum Projekt »Entbürokratisierung der Pflegedokumentation«.
Link: http://www.stmas.bayern.de/pflege/stationaer/ent¬b-ges.pdf

AG&D Schweiz – Leben mit Demenz GmbH. Downloads und Ressourcen. HYPERLINK »http://www.ag-d.ch/fileadmin¬/user_upload/downloads/pdf/BESD_beurteilung_schmerze¬n_demenz.pdf«BESD Beurteilung Schmerzen bei Demenz. Beobachtungsskala (nach PAINAD). Link: http://www.a¬g-d.ch/fileadmin/user_upload/downloads/pdf/BESD_beurt¬eilung_schmerzen_demenz.pdf

Beikirch, E., Breloer-Simon, G., Rink, F., Roes, M.: Anlagenband zum Abschlussbericht. Allgemeine Erläuterungen zur praktischen Anwendung (ambulant/stationär) des Strukturmodells, der Strukturierten Informationssammlung (SIS), zum Verfahren der Risikoeinschätzung (Matrix) und der Maßnahmenplanungen.
Link: http://www.bmg.bund.de/fileadmin/dateien/Down¬loads/E/Entbuerokratisierung/20140415_Anlagenband_fi¬n_sicher_EB.pdf

Büro des Beauftragten der Bundesregierung für die Belange der Patientinnen und Patienten und Bevollmächtigten für

Pflege (2014): Entürokratisierung der Pflegedokumentation startet im Januar 2015.
Link: http://www.patientenbeauftragter.de/index.php/11-¬pressemitteilungen/pflege/58-entbuerokratisierung-der-pfl¬egedokumentation-startet-im-januar-2015

Bundesministerium für Gesundheit: Rahmenempfehlungen zum Umgang mit herausforderndem Verhalten bei Menschen mit Demenz in der stationären Altenhilfe
Link: https://www.bundesgesundheitsministerium.de/filea¬dmin/dateien/Publikationen/Pflege/Berichte/Bericht_Rahm¬enempfehlungen_zum_Umgang_mit_herausforderndem_V¬erhalten_bei_Menschen_mit_Demenz_in_der_stationaeren¬_Altenhilfe.pdf

Der Beauftragte der Bundesregierung für die Belange der Patientinnen und Patienten sowie Bevollmächtigter für Pflege. Häufige Fragen zum neuen Strukturmodell
Link: http://patientenbeauftragter.de/index.php/2-uncateg¬orised/27-haeufige-fragen-zum-neuen-strukturmodell

Ergebnisse der »Arbeitsgruppe III: Entbürokratisierung« des Runden Tisches Pflege von 2005, Herausgeber: Deutsches Zentrum für Altersfragen
Link: http://www.dza.de/download/ErgebnisseRunderTis¬chArbeitsgruppeIII.pdf

Expertenstandards vom Deutschen Netzwerk für Qualitätsentwicklung in der Pflege (DNQP):
Link: http://www.dnqp.de
»Dekubitusprophylaxe in der Pflege«
»Entlassungsmanagement in der Pflege«
»Schmerzmanagement in der Pflege«
»Sturzprophylaxe in der Pflege«
»Förderung der Harnkontinenz in der Pflege«
»Pflege von Menschen mit chronischen Wunden«
»Ernährungsmanagement zur Sicherstellung und Förderung der oralen Ernährung in der Pflege«
»Erhaltung und Förderung der Mobilität in der Pflege«

Gutachten des Bundesministeriums für Familie, Senioren, Frauen und Jugend zur »Identifizierung von Entbürokratisierungspotenzialen in der stationären Altenpflege in Deutschland«
Link: http://www.bmfsfj.de/RedaktionBMFSFJ/Abteilung3¬/Pdf-Anlagen/entbuerokratisierung-in-der-stationaeren-alte¬nhilfe,property=pdf,bereich=,rwb=true.pdf

Handlungsanleitung zur praktischen Anwendung des Strukturmodells
Link: http://www.patientenbeauftragter.de/images/doku¬mente_version1/handlungsanleitung_zum_strukturmodell¬_k.pdf

Juristische Expertengruppe Entbürokratisierung der Pflegedokumentation (Januar 2014): Notwendiger Umfang der Pflegedokumentation aus haftungsrechtlicher Sicht.
Link: http://www.wiso.hs-osnabrueck.de/fileadmin/users/¬762/upload/Stellungnahme.pdf

Kasseler Erklärung. Notwendiger Umfang der Pflegedokumentation aus haftungsrechtlicher Sicht der Juristischen Expertengruppe. Entbürokratisierung der Pflegedokumentation (Januar 2014)
Link: http://www.wiso.hs-osnabrueck.de/fileadmin/users/¬762/upload/Stellungnahme.pdf

Kasseler Erklärung (2.) Bedeutung der Einzelleistungsnachweise für Maßnahmen der Grundpflege in der (teil-)stationären Versorgung (2015) Link: http://www.ein-step.de/filea¬dmin/content/documents/Kasseler_Erklaerung_2_Nov_20¬15_fin.pdf

Kompetenz-Centrum Geriatrie beim Medizinischen Dienst der Krankenversicherung Nord, Hamburg. DemTect.
Link: http://www.kcgeriatrie.de/downloads/instrumente/d¬emtect-manual.pdf

Konzepte und Materialien zur Einschätzung des Wohlbefindens von Menschen mit Demenz. »Wie geht es Ihnen?« Übersetzung aus dem Englischen von Christine Riesner, Christian Müller-Hergl und Dr. Martina Mittag. S. 24–32.
Link: http://www.demenz-service-nrw.de/files/bilder/vereo¬ffentlichungen/Band_3.pdf

Kriterien der Veröffentlichung (Ambulante Pflege)
Link: https://www.mds-ev.de/fileadmin/dokumente/Publi¬kationen/SPV/Pflegetransparenz/PTV-A_mit_Anlagen_ab¬_1_1_2017.pdf

Kriterien der Veröffentlichung (Stationäre Pflege)
Link: https://www.mds-ev.de/fileadmin/dokumente/Publi¬kationen/SPV/Pflegetransparenz/16_08_11_PTVS_ab201¬7_incl_Anlagen.pdf

Medizinischer Dienst des Spitzenverbandes Bund der Krankenkassen e. V.: Grundsatzstellungnahme Pflege und Betreuung von Menschen mit Demenz in stationären Einrichtungen, Essen, 2009.
Link: http://www.mds-ev.de/fileadmin/dokumente/Publik¬ationen/SPV/Grundsatzstellungnahmen/Grundsatzst-Dem¬enz.pdf

»Richtlinien der Spitzenverbände der Pflegekassen zur Begutachtung von Pflegebedürftigkeit nach dem XI. Buch des Sozialgesetzbuches«
Link: http://www.mds-ev.org/download/Begutachtungsri¬chtlinien_screen.pdf

Stadtportal hamburg.de: Behörde für Arbeit, Soziales, Familie und Integration. Infoline Sozialhilfe. Arbeitshilfe zu §§ 61-66 SGB XII. Bewilligung des Bedarfs für die besondere stationäre Dementenbetreuung vom 01.05.2009: Cohen-Mansfield Agitation Inventory (CMAI) (modifiziert)
Link: http://www.hamburg.de/contentblob/1404456/data/¬ah-sgbxii-61-66-bestdem-anl03.doc

Universitätspital-Basel. Delirum-observations-Scale.
Link: https://www.unispital-basel.ch/fileadmin/unispitalb¬aselch/Ressorts/Entw_Gesundheitsberufe/Abteilungen/Pro¬jekte/Praxisentwicklung/Basler_Demenz/dosdeliriumobser¬vationscale.pdf

Stichwortverzeichnis

Friedhelm Henke

Arbeitsbuch für die zusätzliche Betreuungskraft

Qualifizierung der Demenz-, Alltags- und Seniorenbegleitung gemäß §§ 87b und 45b SGB XI

3., aktualisierte Auflage 2016
134 Seiten, 32 Abb., 3 Tab. Kart. € 26,–
ISBN 978-3-17-031980-6

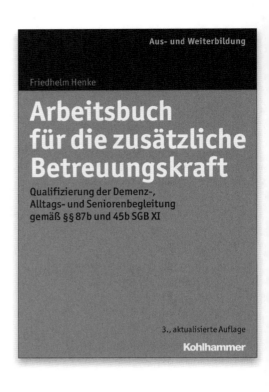

Dieses Arbeitsbuch ist abgestimmt auf die aktuellen Richtlinien der §§ 87b Abs. 3 und 45b SGB XI zur Betreuungsarbeit in stationären Pflegeeinrichtungen. Es beginnt mit dem Basiskurs. Diesem folgen Arbeitshilfen für das Betreuungspraktikum, der Aufbaukurs sowie der Fortbildungsnachweis. Die Aufgaben beziehen sich auf vorangestellte Lernsituationen zur individuellen Erstellung von weiteren Fallbeispielen. Mit dem Pflege-Weiterentwicklungsgesetz wurden die Leistungen der gesetzlichen Pflegeversicherung für Menschen mit demenzbedingten Fähigkeitsstörungen, geistiger Behinderung oder psychischen Erkrankungen ausgeweitet. Zusätzliche Betreuungskräfte sollen wesentlich zur Lebensqualität von Menschen mit demenzbedingten Fähigkeitsstörungen, geistiger Behinderung oder mit psychischen Erkrankungen und ihrer Angehörigen beitragen. Beabsichtigt ist, die Arbeit mit Personen zu optimieren, die dauerhaft erheblich in ihrer Alltagskompetenz eingeschränkt sind. Den Betroffenen soll eine höhere Wertschätzung entgegengebracht werden. Der Austausch mit anderen Menschen soll gefördert und den Betroffenen sowie Angehörigen mehr Teilhabe am Leben in der Gemeinschaft ermöglicht werden. Bastel- und Aktivierungsvorschläge dienen als wertvolle Interaktionsbeispiele im Umgang mit Patienten. Ein umfassendes Glossar zu allen Fachbegriffen hilft bei der Umsetzung theoretischer Angaben in den praktischen Alltag.

W. Kohlhammer GmbH · 70549 Stuttgart
Tel. 0711 7863-7280 · Fax 0711 7863-8430
vertrieb@kohlhammer.de

150 *Jahre*
Kohlhammer

Friedhelm Henke/Christian Horstmann

Pflegeplanung exakt formuliert und korrigiert

Praktische Arbeitshilfen für Lehrende und Lernende unter Berücksichtigung der LA, ATL, A(B)EDL und Themenfelder der SIS zum Übergang in die vereinfachte (entbürokratisierte) Pflegedokumentation

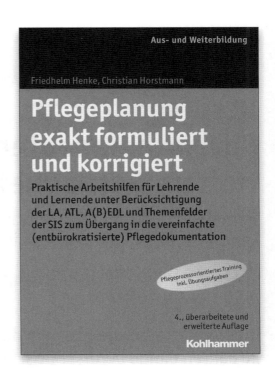

4., überarbeitete und erweiterte Auflage 2016
130 Seiten, 4 Abb., 4 Tab. Kart. € 19,–
ISBN 978-3-17-029072-3

Dieses Lehr- und Lernbuch erklärt zunächst ausführlich die allgemeinen Grundlagen der Pflegeplanung. Anschließend werden aus der Praxis formulierte Pflegeplanungen aufgeführt, die mit Korrekturvorschlägen versehen sind. Dieser Form entsprechend folgt ein etappenweise gesteigertes Training bis hin zur Autokorrektur. So wird am Beispiel dargestellt, wie das Buch zum Lernerfolg führt. Abschließend werden zahlreiche am Pflegeprozess orientierte Arbeitsaufgaben samt Lösungsschemata vorgestellt (offene Fragestellungen, Strukturlegeverfahren, Multiple-Choice sowie Lückentexte und Rätsel). Diese dienen der Klausurerstellung und Unterrichtsgestaltung für Lehrpersonen sowie dem selbstbestimmten Erlernen oder Wiederauffrischen rund um die Pflegeplanung für Auszubildende und examinierte Pflegepersonen. Ein separates Kapitel widmet sich der Erstellung des Pflegeverlaufsberichts gemäß MDK-Prüfung und MDS-Grundsatzstellungnahme. Neu in der 4. Auflage sind ausführliche Hinweise zur Entbürokratisierten Pflegedokumentation für die Langzeitpflege sowie eine exemplarische Pflegeplanung nach dem Pflegeprozess.

Leseproben und weitere Informationen unter www.kohlhammer.de

W. Kohlhammer GmbH · 70549 Stuttgart
Tel. 0711 7863-7280 · Fax 0711 7863-8430
vertrieb@kohlhammer.de

Kohlhammer *150 Jahre*

Josef Galert

Gesundheits- und Berufspolitik für Physiotherapeuten und weitere Gesundheitsberufe

Grundlagen, Stand und Ausblick – ein praxisnahes Lehrbuch für Ausbildung, Studium und Beruf

2016. 189 Seiten, 16 Abb., 7 Tab. Kart. € 34,–
ISBN 978-3-17-030758-2

Die Heilmittelberufe haben in den vergangenen 20 Jahren einige berufspolitische und ausbildungsreformative Prozesse angestoßen: von der rasch zunehmenden Akademisierung über die Forderung nach mehr Eigenverantwortung bis hin zur Kritik an der prekären Entlohnung. Das Werk stellt die gesundheitspolitischen Akteure, Strukturen und Prozesse sowie die momentane berufspolitische Situation der Physiotherapeuten vor und gibt einen Ausblick auf deren berufspolitische Probleme und Forderungen. Das Buch soll allen Gesundheitsfachberufen, im Speziellen der Physiotherapie, im Hinblick auf die zunehmende Akademisierung und Professionalisierung ein hilfreiches Lehrbuch und Nachschlagewerk sein.

Leseproben und weitere Informationen unter www.kohlhammer.de

W. Kohlhammer GmbH · 70549 Stuttgart
Tel. 0711 7863-7280 · Fax 0711 7863-8430
vertrieb@kohlhammer.de

150 *Jahre*

Kohlhammer